AF547040

Mikroimmuntherapie

Diagnostik und Therapie immunologischer Erkrankungen

Dr. phil. I Corinne I. Heitz

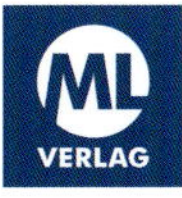

Wichtiger Hinweis: Die in diesem Buch gemachten Aussagen zu Methoden, Risiken usw. wurden von der Autorin sorgfältig erarbeitet und geprüft. Dennoch erfolgen alle Angaben ohne Gewähr. Weder die Autorin noch der Verlag können für eventuelle Nachteile und Schäden eine Haftung übernehmen, die aus den im Buch gemachten Hinweisen resultieren. Die in diesem Buch enthaltenen Ratschläge können und sollen keine fachliche Beratung durch Arzt oder Heilpraktiker ersetzen.

Gender-Hinweis: Aus Gründen der besseren Lesbarkeit wird auf eine geschlechtsspezifische Differenzierung verzichtet. Entsprechende Begriffe gelten im Sinne der Gleichbehandlung grundsätzlich für alle Geschlechter. Die verkürzte Sprachform beinhaltet keine Wertung.

3. Auflage 2021

Druck: Generál Nyomda Kft., H-6727 Szeged

Bildnachweis
Titelbild: Fotolia.de – bluebay2014, freshidea, fotoliaxrender; Corinne I. Heitz
weitere: Fotolia.de – freshidea, fotoliaxrender, angellodeco, psdesign1; Corinne I. Heitz

www.ml-buchverlag.de

ISBN (Buch): 978-3-96474-503-3
ISBN (E-Book/PDF): 978-3-96474-504-0

Inhalt

Vorwort zur ersten Auflage

Meine Bemühungen lagen immer schon darin, nicht alles in Einzelteile zu zerlegen, also zu analysieren, sondern die Synthese der Dinge zu finden.

Alles hängt miteinander zusammen und bildet ein unendliches Netzwerk. Nirgends wird dies so klar wie in unserem Immunsystem. Die Erkenntnisse, welche ich im Laufe meiner eigenen Ausbildung und praktischen Tätigkeit erlangt habe, lassen mich mit Demut und voller Respekt die Komplexität der immunitären und physiologischen Vorgänge betrachten. Es ist mir völlig klar, dass die Ultima Ratio – der letzte Schluss – noch nicht gezogen werden kann und eventuell niemals gezogen sein wird. Im Immunsystem ist etwas verborgen, das ich für mich als „göttlichen Plan" habe erkennen können – wer es weniger pathetisch möchte: Es ist ein Schöpfungsplan, der die Individualität eines jeden einzelnen Wesens bestimmt.

Dieses Buch dient als Leitfaden und zeichnet das Basiswissen für die Mikroimmuntherapie auf. Es ersetzt keinesfalls einen Besuch eines der von den Instituten für Mikroimmuntherapie angebotenen Basisseminaren. Ferner soll es neugierig machen für mehr. In den Kursen für Fortgeschrittene wird wesentlich mehr an Wissen vermittelt, als in diesem Handbuch zu finden ist.

Dieses Buch für Mikroimmuntherapie ist das erste Basiswerk in deutscher Sprache. Da Wissenschaftler das Wissen um immunologische Zusammenhänge, Zytokine und Zellinformationsaustausch täglich durch neue Forschungsarbeiten ergänzen, besteht jedoch kein Anspruch auf Vollständigkeit.

Wolfhalden, Mai 2011

Vorwort zur zweiten Auflage

In der vorliegenden Auflage ist die Übersicht über die Funktion des Immunsystems nicht wesentlich verändert worden gegenüber der ersten Auflage. Jedoch wurde der praktische Teil vollständig überarbeitet und ergänzt.

Das Immunsystem ist ein perfektes System in unserem Körper. Die Ansicht, dass das Immunsystem „falsch" arbeitet und es deshalb zu autoimmunen aggressiven Krankheiten kommt, ist falsch. Deshalb kann es auch nicht richtig sein, dass eine Behandlung darin besteht, das Immunsystem zu unterdrücken. Das Immunsystem tut seine Arbeit und das gut.

Die Mikroimmuntherapie nutzt das Wissen der Immunologie, indem es das Immunsystem benützt, um Krankheiten zu „heilen". „Heilung" ist deshalb möglich, weil der Mensch dynamisch ist. Kranke Zellen werden durch das Immunsystem vernichtet, gesunde Zellen vermehren sich, so entstehen im Laufe der Zeit mehr gesunde als kranke Zellen. Dies ist ein Weg in die Selbstheilung.

Darin begründet sich eine oft lange Therapiedauer.

Wenn die Therapie nicht funktioniert, gibt es viele mögliche Gründe dafür: In der Regel sind es Blockaden (Störfelder, psychische Komponenten, Traumen etc.), toxische Belastungen und oder Mängel (Vitamine, Spurenelemente Mineralien etc.). Es kann auch die falsche Therapie gewählt worden sein. Das heißt nicht im Umkehrschluss, dass eine Therapie an sich unwirksam sei.

Ein Wort an Sie:

Wenn Sie sich als Patientin und Patient dieses Buch gekauft haben, möchten Sie sicherlich mehr über die Mikroimmuntherapie wissen.

Um Krankheiten zu therapieren, benötigt es Fachwissen über dieses Buch hinaus. Sie sollten nicht versuchen, sich selber zu behandeln.

Ich habe oft erlebt, dass PatientInnen mit diesem Buch zu ihrem Hausarzt gegangen sind und gewünscht haben, dass er die erwähnten Blutuntersuchungen machen soll. Wer die Werte nicht interpretieren kann, weiß nicht, was er untersuchen soll. Es macht keinen Sinn, weder für Sie noch für den Arzt und schon gar nicht für die Krankenkassen, die unnötige Untersuchungen zahlen müssen.

Gehen Sie zu einem/einer gut ausgebildeten Mikroimmuntherapeuten/-therapeutin. Wenn die Therapie über mehrere Monate geplant wird, hören Sie bitte nicht auf, seien Sie geduldig, nur so erreichen Sie das therapeutische Ziel.

Auch ist der Lebenswandel für die Therapie entscheidend. Ernähren Sie sich gesund, vermeiden Sie toxische Belastungen (Lebensmittelzusätze, Fastfood, Nikotin, Alkohol), bewegen Sie sich an der frischen Luft, sorgen Sie für positive Gedanken im Leben und in Ihrem Alltag; Stress und Ärger belasten das Immunsystem.

Wolfhalden, Februar 2017

Vorwort zur dritten Auflage

Mit der dritten Auflage werden kleinere und größere Fehler bereinigt. Im Wesentlichen jedoch bleibt dieses Buch, was es ist, es vermittelt das Basiswissen zur Mikroimmuntherapie.

In der Labor-Diagnostik gibt es Ergänzungen und Präzisierungen.
So werden neu TH1 und TH2 besser beschrieben. TH17 werden neu besprochen und den regulatorischen T-Lymphozyten wird mehr Beachtung geschenkt.

Auf vielfachen Wunsch wurde ein Stichwortverzeichnis angelegt.

Die Mikroimmuntherapie wird immer dynamisch bleiben, es wird neue Erkenntnisse in der Diagnostik geben und vielleicht auch neue Präparate. Wichtig ist, dass man sich laufend weiterbildet, um neue Parameter und auch Anwendungsgebiete zu erlernen.

Wolfhalden, August 2021

Einführung in die Mikroimmuntherapie

Die Mikroimmuntherapie besteht aus zwei eigenständigen Anteilen,

1. der Diagnostik und
2. der eigentlichen Therapie mit spezifischen Mitteln.

Mittels einer relativ einfachen Labordiagnostik werden komplexe immunitäre Geschehen wie autoimmune Erkrankungen sichtbar gemacht und in diesem Buch Schritt für Schritt erklärt.

Die Mikroimmuntherapie wurde vor circa 40 Jahren vom belgischen Arzt und Homöopathen Dr. Maurice Jenaer begründet. Er begann damals, seine Patienten, die an Krebs erkrankt waren, mit homöopathischen Verdünnungen von DNA, also Desoxyribonukleinsäure, zu behandeln und erzielte damit erste richtungweisende Erfolge.

Zur gleichen Zeit wurden nach und nach die Zytokine entdeckt, dies sind die Botenstoffe des Immunsystems. Da sie immunologische Vorgänge massgeblich steuern, lag es nahe, mit homöopathisch verdünnten Zytokinen zu versuchen, das immunitäre Geschehen zu beeinflussen.

Die Mikroimmuntherapie entspricht nicht der klassischen homöopathischen Methode. So verwendet sie zum Beispiel nicht das Ähnlichkeitsprinzip, welches der Homöopathie zugrunde liegt. Da jedoch verdünnte Zytokine verwendet werden, entspricht die Mikroimmuntherapie einer isopathischen Therapie, welche Gleiches mit Gleichem behandelt.

Die Herstellung der Verdünnungen wird gemäß homöopathischen Potenzierungsschritten inklusive Verschüttelung und Dynamisierung erreicht.

Diese Verdünnung entspricht den physiologischen Bedingungen, welche im menschlichen Körper vorkommen. Das Immunsystem arbeitet mit sehr sehr hohen Verdünnungen und scheint wohl auch in der Lage zu sein, mit ein und derselben Substanz verschiedene Wirkungen zu erzielen. Diese Erkenntnis nutzt die Mikroimmuntherapie, indem verschiedene Verdünnungen von Zytokinen für unterschiedliche therapeutische Ziele genutzt werden.

Wir sprechen in der Mikroimmuntherapie nicht von homöopathischen Mitteln, sondern von *low dose* oder *ultra low dose* Verdünnungen.

Heute ist die Mikroimmuntherapie ein etabliertes therapeutisches Konzept, welches durch ausgesuchte Kombinationen von verdünnten Zytokinen in der Lage ist, modulierend und harmonisierend auf das sehr komplexe Netzwerk des Immunsystems einzuwirken, ohne es negativ zu beeinflussen, wie dies etwa allopathische Mittel wie Interferone[1], Corticoide[2] oder Zytostatika[3] tun.

Gerade weil diese Therapie die Verdünnungsregeln der Homöopathie nutzt, ergeben sich weder toxische Belastungen noch unerwünschte Nebenwirkungen.

So wie bei der Anwendung von homöopathischen Mitteln kommt es auch bei der Mikroimmuntherapie zu einer möglichen Erstverschlimmerung, niemals jedoch zu weiteren Erkrankungen (fühlbar) oder zu Störungen (messbar) des Immunsystems.

---

1 Es gibt Alpha-Interferon, Beta-Interferon und Gamma-Interferon. Bei Therapien von autoimmunen Erkrankungen, insbesondere bei der Multiplen Sklerose, werden vor allem Beta-Interferone eingesetzt.

2 Corticoide werden zur Behandlung von u. a. Asthma, Autoimmunerkrankungen, Cluster-Kopfschmerz, Ekzemen, Epilepsie, Hörsturz sowie akutem Tinnitus, Nephritis, Neurodermitis und bei bestimmten Chemotherapien (Morbus Hodgkin, Non Hodgkin Lymphom) eingesetzt. Sie wirken immunsuppressiv, das heißt, sie hemmen und schwächen das Immunsystem.

3 Zytostatika greifen in Stoffwechselvorgänge, die im Zusammenhang mit Zellwachstum oder Zellteilung stehen, ein. Sie schädigen deshalb vor allem schnell wachsende Zellen wie unter anderen Haarwurzelzellen oder Schleimhautepithel von Mund und Magen-Darm-Trakt. Tumorzellen haben eine erhöhte Zellteilungsrate und eine eingeschränkte Reparaturkapazität, deshalb sind Krebszellen (sofern sie sich erheblich vom Gewebe des Erkrankten differenzieren) empfindlicher gegenüber Zytostatika als gesunde Zellen. Nur dieser Unterschied macht eine Therapie mit diesen hochtoxischen Substanzen möglich.

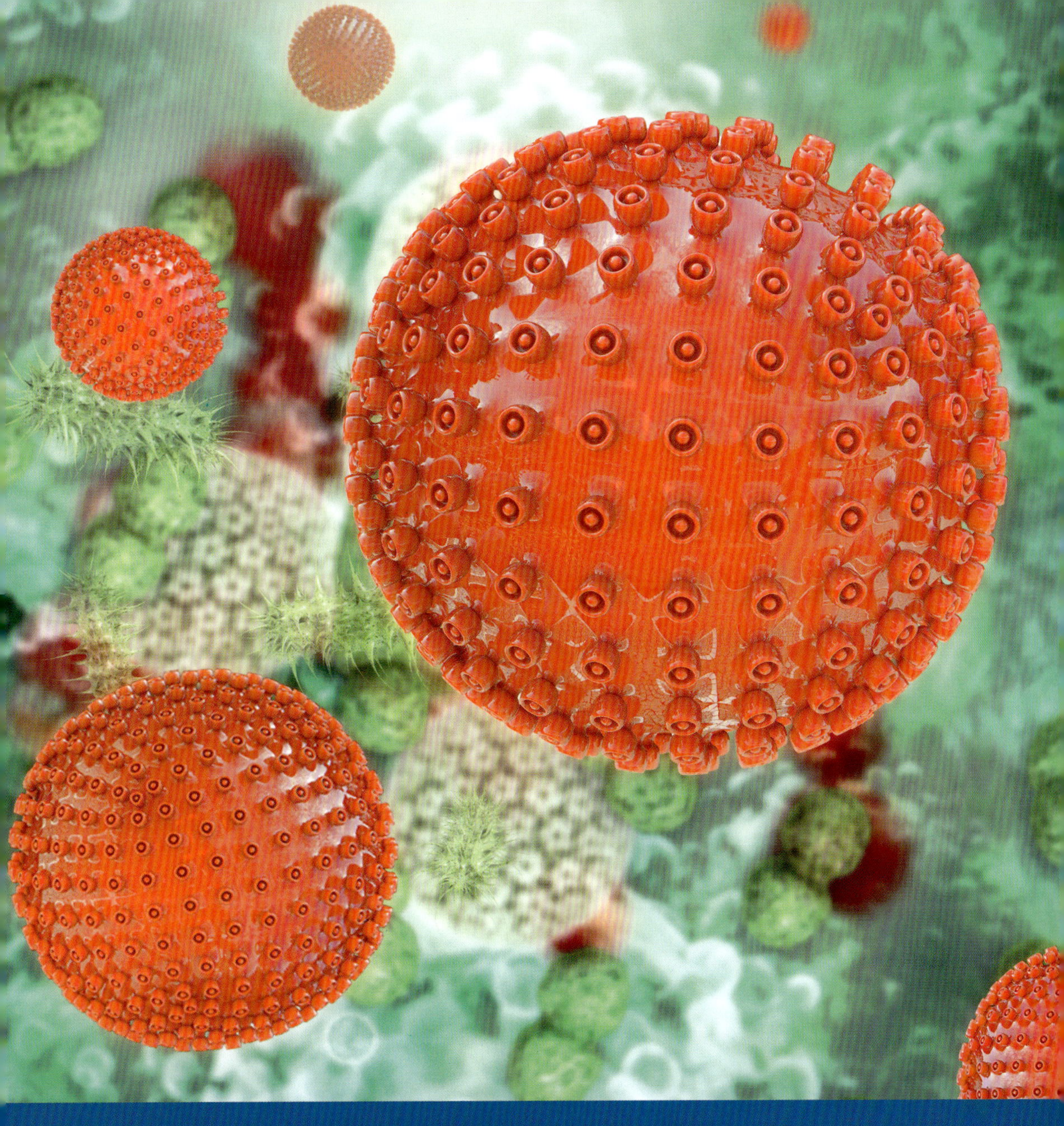

Theoretischer Teil

Im theoretischen Teil wird vereinfacht erklärt, wie das Immunsystem funktioniert sowie das Konzept der Analytik für die Mikroimmuntherapie wie auch die Theorie der Therapie erläutert.

Im darauffolgenden praktischen Teil wird Schritt für Schritt die Interpretation der Analytik sowie die entsprechende Therapie erklärt.

Um die Interpretationen der Analytik (Labor-Diagnostik) zu erlernen und auch zu verstehen, müssen einige Grundkenntnisse der Immunologie vermittelt werden.

Das, was im Immunsystem vor sich geht, ist zwar sehr komplex, die Auswertung und die Bestimmung der richtigen Therapie sind jedoch einfach, wenn sich der Therapeut an die beschriebenen Basisrichtlinien hält.

Die Mikroimmuntherapie sucht nach Ursachen und Auslösern von Erkrankungen. Sie geht davon aus, dass chronische Krankheiten erregerassoziiert sind, d. h., dass es Viren, Bakterien oder Parasiten sind, die unser Immunsystem belasten und zu Erkrankungen führen. Oder das Immunsystem selbst ist aus unterschiedlichen Gründen geschwächt oder überreagiert.

Ein weiteres Feld immunitärer Störungen sind sämtliche Krebsarten, welche solide Tumoren bilden, und Leukämien (Blutkrebs).

Untersucht werden grundsätzlich folgende Faktoren:

- Auslöser (Erreger),
- Zustand des Immunsystems
- und wo sinnvoll auch die genetische Disposition.

Auf vielfachen Wunsch werden die einzelnen Erreger mit der entsprechenden Symptomatik aufgelistet. Eine Schwierigkeit jedoch bleibt, denn nicht bei jedem Patienten manifestieren sich die gleichen Symptome und oft auch nicht in der gleichen Art.

1 Viren

Als Auslöser kommen vor allem Viren infrage, seltener Bakterien. Gesucht wird in der Regel nach viralen Reaktivierungen oder nach Erstinfekten, vor allem mit Erregern, welche ihre Information in das Erbgut einbauen und somit reaktivierbar oder persistierend sind. DNA-Viren sind in der Lage, Abläufe während der Zellteilung zu beeinflussen und können so chronische Erkrankungen und Krebs verursachen.

Die DNA-Viren sind in fünf Familien unterteilt.

1.1 Familie der Herpesviren

Herpesviridae (von *herpes* (griechisch): kriechen) sind behüllte, doppelsträngige DNA-Viren, die mit einem ikosaedrischen Kapsid (mit einer aus Dreiecksflächen bestehenden Proteinhülle) ausgestattet sind, die jeweils noch von einer Hüllmembran umgeben ist. Mit Herpesviren werden oft nur HSV-1 und HSV-2 gemeint, generell umfasst die Gruppe der Herpesviren acht verschiedene humanpathogene Herpesviren (HHV), die in drei Gruppen einteilt werden.

Alpha-Herpesviren

… vermehren sich schnell, haben ein breites Wirtsspektrum und überleben in den Ganglien des Wirtes dauerhaft:

- *HHV-1: Herpes simplex Typ 1 (HSV-1) und*
- *HHV-2: Herpes simplex Typ 2 (HSV-2)*

Symptome und Krankheitsbilder:

- Herpes labialis,
- Herpes genitalis,
- Facialis Parese (Bell's palsy),
- Trigeminusneuralgie,
- Stomatitis aphtosa,
- Prostatitis
- Urethritis,
- Veränderungen am Gebärmutterhals,
- steht wohl auch im Zusammenhang mit Aborten,
- Neigung zur Bildung von Zysten.

Auch die Endometriose kann mit Herpes 1 oder 2 im Zusammenhang stehen.

Bei Reaktivierungen (siehe S. 37) auch häufig beobachtet: chronische Entzündungen im Verdauungstrakt mit IgA positiv.

Aus eigener Erfahrung: häufig an Tinnitus und Neurodermitis beteiligt.

▶ *HHV-3: Varizella-Zoster-Virus (VZV)*

Krankheitsbilder:
- Windpocken,
- bei Reaktivierung: Gürtelrose (Herpes Zoster),
- bei Zoster ophthalmicus sind Gesicht und Augen betroffen; dies kann zu Hornhautvernarbung und damit zu teilweiser oder vollständiger Erblindung führen. Bei Befall der Gesichtsnerven (Nervus facialis) kann es zu vorübergehenden Lähmungserscheinungen (Facialis Parese) oder Verlust des Geschmackssinns kommen.
- Zoster oticus bezeichnet einen Befall des Gehörgangs und/oder der Ohrmuschel. Mögliche Folgen sind hier neben den Zoster-typischen starken Schmerzen Schwerhörigkeit (Nervus cochlearis) und Störungen des Gleichgewichtssinnes (Nervus vestibularis). Auch bei Tinnitus an Herpes Zoster denken.
- Zoster generalisatus bezeichnet einen Befall des gesamten Nervensystems; diese Krankheitsform ist lebensbedrohlich, tritt aber üblicherweise nur bei starker primärer Schwächung des Immunsystems auf (z. B. bei AIDS, Leukämie oder anderen Krebs-Formen).
- Zoster genitalis tritt im Genitalbereich auf. Es sind Lymphschwellungen zu beobachten.
- Zum Zoster disseminatus kommt es bei Streuung der Viren im Blut.
- Zoster-Meningitis, -Enzephalitis und -Myelitis.

Beta-Herpesviren

...vermehren sich langsam und haben ein enges Wirtsspektrum:

▶ *HHV-5: Cytomegalovirus[4] (CMV), Cytomegalie*

Krankheitsbilder:
- Die Erstinfektion meist asymptomatisch,
- Selten (wie grippaler Infekt) Fieber, Leberschwellung, Muskelschmerzen, Gliederschmerzen.

4 Auch Zytomegalovirus

- CMV-Infektionen in der Schwangerschaft führen beim Neugeborenen zu schweren Schädigungen des Zentralnervensystems und Gehirns.
- Bei immungeschwächten Personen können folgende schwere Komplikationen auftreten:
  - Retinitis (CMV-Retinitis),
  - Ösophagitis, Enteritis,
  - Pneumonie (CMV-Pneumonie),
  - Enzephalitis (CMV-Enzephalitis),
  - Cholangitis.

▶ *HHV-6: Humanes Herpes-Virus 6*

Krankheitsbilder:
- Drei-Tage-Fieber,
- Diskutiert wird der Zusammenhang mit Multipler Sklerose[5] und Enzephalopathien (Entzündungsherden)
- sowie dem Chronique Fatigue Syndrom (CFS; chronisches Müdigkeitssyndrom).

▶ *HHV-7: Humanes Herpes-Virus 7*

Krankheitsbilder:
- Drei-Tage-Fieber,
- Pityriasis rosea (Röschenflechte)
- und neurologische Erkrankungen.

Gamma-Herpesviren

...haben sehr unterschiedliche Replikationszeiten und zeigen ein sehr enges Wirtsspektrum:

▶ *HHV-4: Epstein-Barr-Virus (EBV)*

Krankheitsbilder:
- Pfeiffersches Drüsenfieber,
- EBV assoziierte Krankheiten und Symptome (siehe S. 48).

5 Latham LB., Lee MJ., Lincoln JA., Ji N, Forsthuber TG., Lindsey JW.: Antivirus immune activity in multiple sclerosis correlates with MRI activity. Acta Neurol Scand. 2015 May 4. doi: 10.1111/ane.124 17. http://www.ncbi.nlm.nih.gov/pubmed/25939660 [abgerufen: 14.5.2015]

▶ *HHV-8: Humanes Herpes-Virus 8*

Krankheitsbilder:
- Kaposi-Sarkom,
- bestimmte Lymphome,
- diskutiert wird der Zusammenhang mit essentieller Hypertonie.

1.2 Papovaviridae

- Papillomaviren, wie z. B. HPV
- Polyomaviridae, z. B. Simian-Virus 40[6]

1.3 Adenoviridae

Adenoviren[7] sind in der Regel Alltagskeime, welche für akute Atemwegserkrankungen verantwortlich sind. Sie zählen deshalb nicht zu jenen Erregern, welche für chronische Erkrankungen ursächlich infrage kommen.

1.4 Hepatitis-Viren

- Hepatitis A
- Hepatitis B
- Hepatitis C
- Hepatitis D und E

Hepatitis-Viren sind nur teilweise DNA-Viren, so z. B. Hepatitis B und C.

6 Das Simian-Virus 40, hauptsächlich unter der Abkürzung SV-40 bekannt, ist ein Virus aus der Familie der Polyomaviridae und gehört zur Gattung der Polyomaviren. Onkogene des SV-40-Virus spielen bei der Entstehung von Krebszellen eine Rolle. Brisant ist, dass SV-40 in Zellkulturen von Nierenzellen von Rhesusaffen entdeckt wurde, die zur Herstellung von Polioimpfstoffen verwendet wurden. Von 1955 bis 1963 wurden vermutlich Millionen Menschen mit oralen und injizierbaren Impfstoffen geimpft und dabei mit SV-40 infiziert.

Martini F. et al.: Simian virus 40 in humans, Infectious Agents and Cancer20072:13 DOI: 10.1186/1750-9378-2-13 © Martini et al; licensee BioMed Central Ltd. 2007 [abgerufen: 16.3.2021]

7 Humane Adenoviren sind humanpathogene Viren aus der Familie Adenoviridae und der Gattung Mastadenovirus. Sie wurden erstmals in menschlichen Rachenmandeln (Adenoiden) gefunden, wovon sich ihr Name ableitet. Adenoviren verursachen hauptsächlich Erkrankungen der Atemwege. Abhängig vom jeweiligen Serotyp können allerdings auch eine Reihe anderer Erkrankungen hervorgerufen werden, so beispielsweise bei Patienten mit geschwächtem Immunsystem. Außerdem könnte mit dem Typ Ad-36 ein Zusammenhang mit Fettleibigkeit bestehen.

2 Bakterien

Es gibt eine Reihe von intrazellulären Bakterien, welche ebenso zu chronischen und persistierenden Erkrankungen führen können. Die Aufzählung erfolgt in alphabetischer Reihenfolge und unabhängig von der Pathogenität.

2.1 Bartonella

Bartonella quintana ist der Erreger des Fünf-Tage-Fiebers (Wolhynisches Fieber).

▸ *Bartonella henselae*

Die Katzenkratzkrankheit wird durch Kratzverletzungen von Katzen übertragen (Zoonose) und ist eine meist gutartig verlaufende, selbstlimitierende Infektionskrankheit, die axilläre oder zervikale Lymphknotenvergrößerungen hervorruft.

Mögliche Komplikationen sind:

- hohes Fieber,
- Glieder- und Kopfschmerzen,
- Befall des Nervensystems (Enzephalitis, Lähmungen, Neuroretinitis, Radikulitis, Polyneuritis),
- systemische Ausbreitung der Hautpapeln,
- Osteomyelitis,
- Pneumonie,
- Hämolyse,
- Thrombopenie
- und Endokarditis.

2.2 Borrelien

Es gibt verschiedene Borrelien-Arten; die wichtigsten sind:

▸ *Borrelia burgdorferi*

Diese Bakterien wurden erst 1982 bekannt, als die Erreger der durch Zecken übertragenen Lyme-Borreliose.

Typische Symptome sind:

- Kopfschmerzen,
- Erythema migrans,
- Erythema chronicum migrans,
- neurologische Symptome,
- Meningopolyneuritis GBB (Garin-Bujadoux-Bannwarth),
- Arthritis,
- Acrodermatitis chronica atrophicans,
- Karditis,
- Augenbefall.

▶ *Borrelia recurrentis*

Borrelia recurrentis ist der Erreger des Läuserückfallfiebers und wird durch die Kleiderlaus übertragen. Er ist vor allem in den kühleren Gebieten Afrikas, Südamerikas und Asiens verbreitet. Leitsymptom sind starke Fieberschübe.

Daneben kommen regional weitere Borrelien vor, die ähnliche Erkrankungen wie das Rückfallfieber auslösen können.

2.3 Chlamydien

▶ *Chlamydia psittaci*

Chlamydia psittaci ist der Erreger, der als Ornithose bekannten Krankheit, die vor allem von Vögeln übertragen wird (Zoonose). Die Psittakose tritt bei Papageienarten auf (Papageienkrankheit). Die schwere, grippeartige Allgemeinerkrankung verläuft in der Regel unter vorwiegender Beteiligung der Lungen (Lungenentzündung) ab.
Die Erreger stammen insbesondere von Vögeln (Papageien, Sittiche, Tauben u. a.). Die Tiere selbst zeigen in der Regel wenige oder keine Symptome.
Übertragen wird der Erreger durch Einatmen von infiziertem Kot-Staub. Die Krankheit wurde früher auch als Taubenzüchter-Krankheit bezeichnet und ist als Berufskrankheit anerkannt.

▶ *Chlamydia trachomatis*

Die Infektion mit Chlamydia trachomatis ist die in Europa am häufigsten auftretende, sexuell übertragbare Krankheit mit bakterieller Ursache.

Beschwerden sind:

- Schmerzen beim Wasserlassen,
- Schwimmbad-Konjunktivitis[8]

▶ *Chlamydia pneumoniae (Chlamydophila pneumoniae)*

Dieser Erreger verursacht Lungenentzündungen; die Symptome sind nicht erregerspezifisch und können sein:

- Husten,
- Fieber,
- Dyspnoe,
- evtl. kombiniert mit Halsschmerzen,
- Heiserkeit,
- Nebenhöhlenentzündungen,
- reaktive Arthritis (insbesondere Kniegelenke).

2.4 Coxiella burnetii

Dies ist ein nicht nach Gram färbbares, strikt intrazellulär lebendes und sporenbildendes Bakterium, der Erreger des Q-Fiebers.[9]

Symptome:

- Grippeähnliches Erscheinungsbild mit abrupt einsetzendem Fieber und Schüttelfrost,
- Verwirrtheit,
- Abgeschlagenheit, starken Kopfschmerzen,
- Muskelschmerzen, Appetitverlust,
- trockenem Husten,
- Übelkeit, Erbrechen und Durchfall.

2.5 Ehrlichia

Ehrlichia sind Erreger von Humaner granulozytären Ehrlichiose (HGE) und Humaner monozytären Ehrlichiose (HME). Es handelt sich um akute grippeähnliche Systemerkrankungen, die zu ARDS[10], Schock und in 2–5 % der Fälle zum Tod führen können.

8 Bindehautentzündung des Auges typischerweise nach Schwimmbadbesuch

9 Synonyme: Queensland-Fieber oder Query-Fieber (daher: Q-Fieber), Balkan-Grippe, Euboea-Fieber, Kretafieber, Krim-Fieber, Pneumorickettsiose, Schlachthausfieber, Siebentagefieber, Wüstenfieber

10 ARDS, acute respiratory distress syndrome, akutes Lungenversagen

2.6 Mycoplasmen

Bei Mycoplasmen handelt es sich um die kleinsten selbstständig vermehrungsfähigen Bakterien. Sie sind zellwandlos, enthalten DNA und RNA. Mycoplasmen sind parasitär, intra- und extrazellulär lebende Bakterien. Sie leben aerob bis fakultativ anaerob.

Mycoplasma pneumoniae ist der wichtigste Erreger der atypischen Pneumonie. Zudem wird der Erreger in Verbindung gebracht mit:

- Störungen des blutbildenden Systems,
- des zentralen Nervensystems,
- der Leber und des Pankreas
- sowie kardiovaskulären Syndromen.

Mycoplasma genitalium ist neben Chlamydia trachomatis ein wichtiger Erreger der Harnröhren-Entzündung, so wie auch Ureaplasma urealyticum.

2.7 Rickettsien

Rickettsien sind intrazellulär-parasitäre Organismen, die sich in vielen Überträgern wie Zecken, Flöhen, Milben und Läusen finden. Sie verursachen beim Menschen Rickettsiosen, unter anderen:

- Fleckfieber,
- Rickettsien-Pocken,
- Brill-Zinsser-Krankheit,
- Boutonneuse-Fieber (Mittelmeer-Zeckenfleckfieber)
- und das Rocky-Mountain-Fleckfieber..

2.8 Tropheryma Whippelii

Tropheryma Whippelii ist der Erreger des Morbus Whipple. Symptome sind:

- Diarrhoe und Malabsorption,
- Polyarthritis,
- Uveitis.

2.9 Yersinia

Yersinia sind Zoonosen, werden also von Tieren übertragen. Die wichtigsten pathogenen Yersinia-Arten sind:

▶ *Yersinia pestis*

… die Erreger der Pest. Die Krankheit endet unbehandelt fast immer tödlich.

▶ *Yersinia enterocolitica und Yersinia pseudotuberculosis*

… die Erreger von fiebrigen Darmentzündungen (Enterokolitis oder Enteritis) als Folge einer Nahrungsmittelinfektion. Sie sind verantwortlich für die Yersiniose.

Häufige Symptome:

- Typisch für Yersinia sind wiederkehrende Bauchkrämpfe mit Durchfällen,
- Reizdarm,
- Pseudo-Crohn,
- terminale Ileitis,
- Erythema nodosum,
- eine reaktive Yersinia-Arthritis oder
- Reiter-Krankheit mit Ekzemen der Handinnenflächen und der Fußsohlen[11].

Klinischer Befund ist eine Lymphadenitis mesenterialis, die schwer von einer Appendizitis zu unterscheiden ist und daher auch als „Pseudoappendizitis" bezeichnet wird[12].

Die Yersinia-Arten bilden Proteine, welche sie in die Umgebung abgeben. Diese werden mit „YOP" (englisch: Yersinia outer protein, „äußere Proteine von Yersinia") oder „YOPs" bzw. „Yops" (im Plural) bezeichnet. Sie haben die pathogene Eigenschaft, die Phagozytose im Rahmen der Immunabwehr zu verhindern.

Verschiedene pathogene Yersinia-Arten bilden Siderophore.[13] Dabei handelt es sich um niedermolekulare Verbindungen, welche durch Eisen(III)-Ionen die Eisenzufuhr der Bakterien fördern. Ein bekannter Vertreter ist das als Yersiniabactin[14] (Ybt) bezeichnete Siderophor, das bei Y. pestis, Y. pseudotuberculosis und einigen Stämmen von Y. enterocolitica zu finden ist.

---

11 Kato Y., Hattori T., Oh-Ya H., Yoshino S., Kato H.: Acute terminal ileitis and Yersinia enterocolitica infection. Gastroenterol Jpn. 1977;12(1):36-43. http://www.ncbi.nlm.nih.gov/pubmed/863177 [abgerufen 16.3.2021]

12 Bei der Lymphadenitis mesenterialis (Lymphadenitis mesenterica, Pseudoappendizitis mesenteriale schwellen Lymphknoten der Ileozökalregion als Begleiterscheinung einer Entzündung des Ileums (Ileitis) an. Eine unspezifische Lymphadenitis mesenterialis ist oft Begleitreaktion einer viralen Systeminfektion mit Adenoviren, Epstein-Barr-Virus, Zytomegalievirus oder Rotaviren.

13 Aus dem Griechischen: Eisenträger

14 Chaturvedi ,KS., Hung CS., Crowley JR., Stapleton AE., Henderson JP.: The siderophore yersiniabactin binds copper to protect pathogens during infection.

3 Parasiten

3.1 Toxoplasma gondii

Die Toxoplasmose ist eine häufig auftretende Infektionskrankheit, die primär Katzen befällt. Der Erreger ist der Parasit Toxoplasma gondii. Die Infektion ist bei gesunden Personen mit intaktem Immunsystem zumeist symptomlos.

Symptome können sein (wie bei einem grippalen Infekt):

- leichtes Fieber,
- Lymphknotenschwellungen im Halsbereich,
- Müdigkeit sowie
- Kopf- und Gliederschmerzen.
- Komplikationen bei z. B. defizitärem Immunsystem
- Entzündungsherde v. a. im Gehirn,
- Hirnhautentzündung,
- Wesensveränderungen,
- Lähmungserscheinungen und Krampfanfälle,
- Lungenentzündung.

Eine Erst-Infektion der Mutter im ersten oder zweiten Drittel (Trimenon) einer Schwangerschaft kann zu erheblichen Schädigungen des ungeborenen Kindes führen.[15]

Neueste Studien weisen auch auf mögliche Zusammenhänge zwischen der Infektion und Schizophrenie beim Menschen hin.[16] So scheint es auch einen Zusammenhang zwischen suizidaler Haltung und einer latenten Toxoplasmose zu geben.[17]

Weitere Erreger und deren pathologische Eigenschaften werden in „Praxisbuch Mikroimmuntherapie" besprochen, 1. Auflage 2022, ISBN 978-3-96474-243-8

15 Nat Chem Biol. 2012 Aug;8(8):731-6. doi: 10.1038/nchembio.1020. Epub 2012 Jul 8. http://www.ncbi.nlm.nih.gov/pubmed/22772152 [abgerufen 16.3.2021]

16 Wang H-L et al: Prevalence of Toxoplasma infection in first-episode schizophrenia and comparison between Toxoplasma-seropositive and Toxoplasma-seronegative schizophrenia. Acta Psychiatrica Scandinavica 2006; 114: 40-48.

17 Y. Zhang, L. Träskman-Bendz, S. Janelidze, P. Langenberg, A. Saleh, N. Constantine, O. Okusaga, C. Bay-Richter, L. Brundin, T. T. Postolache: Toxoplasma gondii immunoglobulin G antibodies and nonfatal suicidal self-directed violence. In: The Journal of clinical psychiatry. Band 73, Nummer 8, August 2012, S. 1069–1076, http://www.ncbi.nlm.nih.gov/pubmed/22938818 [abgerufen 16.3.2021]

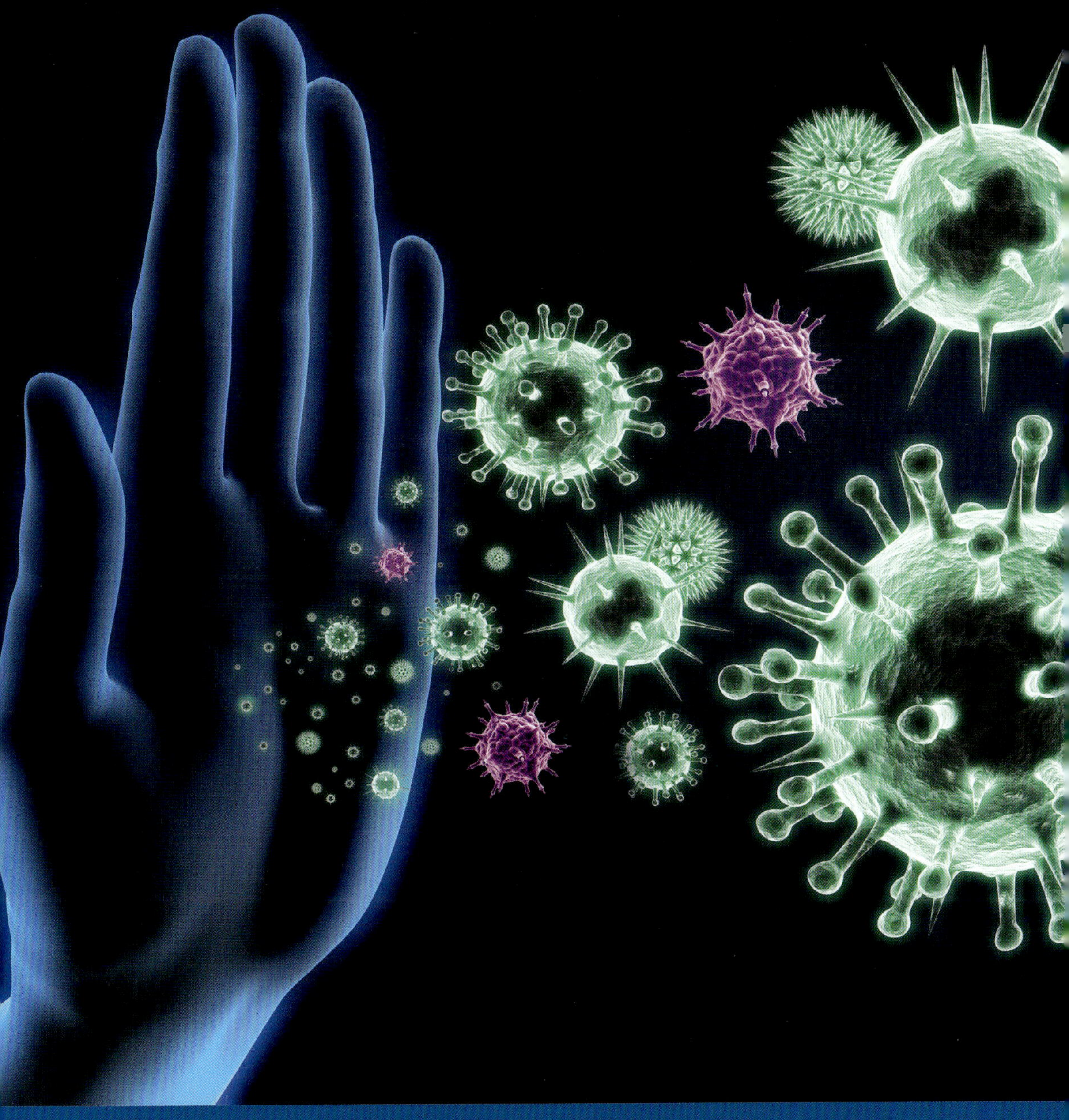

Die Funktionsweise des Immunsystems

4 Kurze Einführung in das Immunsystem

4.1 Herkunft der Immunzellen

Die Immunzellen entstehen alle aus einer Stammzelle. Die Stammzelle zeichnet sich durch zwei wesentliche Eigenschaften aus: Sie ist in der Lage, sich selbst zu vermehren und so als Stammzelle weiterzuleben. Gleichzeitig aber ist sie auch dazu fähig, sich in verschiedene andere Zellen mit anderen Eigenschaften zu entwickeln, das heißt zu differenzieren.

Diese Differenzierung erfolgt auf drei verschiedenen Wegen:

Zunächst entstehen aus der hämatopoetischen Stammzelle die myeloische Vorläuferzelle, die lymphoide Vorläuferzelle und die Nullzelle.

Aus der myeloischen Vorläuferzelle wiederum entstehen die Zellen, die für die unspezifi-

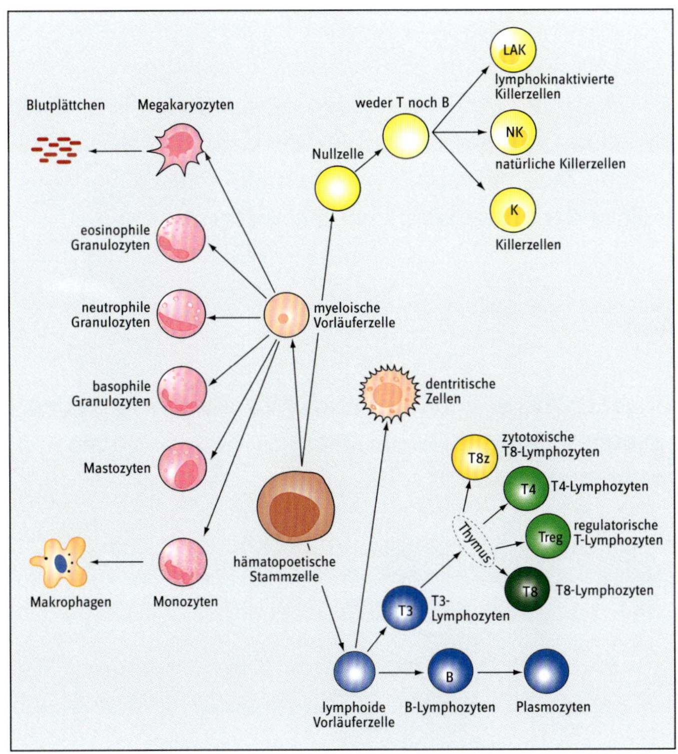

Abb. 1: Herkunft der Immunzellen

sche Immunabwehr wichtig sind, z. B. Monozyten, Makrophagen und Granulozyten. Aus der lymphoiden Vorläuferzelle hingegen entstehen die Zellen, die die spezifische Immunabwehr vermitteln. Sie bilden das lymphatische Abwehrsystem aus B- und T-Lymphozyten. Bei der Gruppe der T-Lymphozyten entstehen zuerst die naiven CD3+Lymphozyten – auch „T3-Lymphozyten" genannt. Sie heißen „naiv", da sie noch nicht durch den Thymus geprägt sind. Aus ihnen entstehen erst jene thymusgeprägten T-Lymphozyten, die die Effektorfunktionen vermitteln. Sie unterteilen sich in CD4+- und CD8+-Lymphozyten, auch T4- und T8-Lymphozyten genannt. Ferner entstehen die B-Lymphozyten, sie werden im Knochenmark gebildet. Ursprünglich entdeckt wurden die B-Lymphozyten bei Vögeln, wo sie von einer Drüse im Darm – der Bursa Fabricii – gebildet werden. Daher stammt auch die Bezeichnung „B-Lymphozyten". Aus den B-Lymphozyten entwickeln sich die Plasmazellen oder auch Plasmozyten. Sie sind die eigentlichen Effektor-B-Lymphozyten, die die humorale Immunantwort vermitteln, indem sie spezifische Antikörper produzieren, die gegen bestimmte virale oder bakterielle Antigene gerichtet sind (antigenspezifische Immunabwehr).

Neben T- und B-Lymphozyten entwickeln sich aus der hämatopoetischen Stammzelle via Nullzelle die natürlichen Killerzellen oder NK-Zellen. Auch sie stellen eine Untergruppe von Lymphozyten dar, mit dem wesentlichen Unterschied, dass sie Erreger unspezifisch abwehren.

Eine Sonderstellung in der Entwicklung der Immunzellen nimmt die dendritische Zelle ein. Sie entsteht ebenfalls aus der hämatopoetischen Stammzelle. Gemäß ihrer Funktion wird sie auch „antigenpräsentierende Zelle" genannt. Sie vermittelt in Zusammenarbeit mit den T- und B-Lymphozyten die antigenspezifische Immunabwehr.

4.2 Abwehrmechanismen

Wie bereits angedeutet, werden zwei Mechanismen der Immunabwehr unterschieden:

- Die unspezifische oder angeborene Immunantwort und
- die spezifische oder erlernte Immunantwort.

4.3 Unspezifische Immunabwehr

Die unspezifische Immunantwort wird bei Infektionen mit z. B. Bakterien aktiviert. Sie gliedert sich in die zelluläre und die humorale Abwehr. Das humorale Immunsystem (von lat. [h]umor = Feuchtigkeit, auch Saft, Flüssigkeit) ist der Teil des Immunsystems, der nicht auf Zellen („zelluläres Immunsystem"), sondern auf Plasmaproteinen basiert. Auch im humoralen Immunsystem lassen sich spezifische und unspezifische Anteile unterscheiden. Für die unspezifische Abwehr ist das Komplementsystem, für die spezifische Abwehr sind die Immunglobuline (z. B. IgA, IgG) zuständig.

Die zelluläre Abwehr bestreiten die natürlichen Killerzellen (NK-Zellen), Makrophagen und die neutrophilen Granulozyten (Phagozyten).[21]

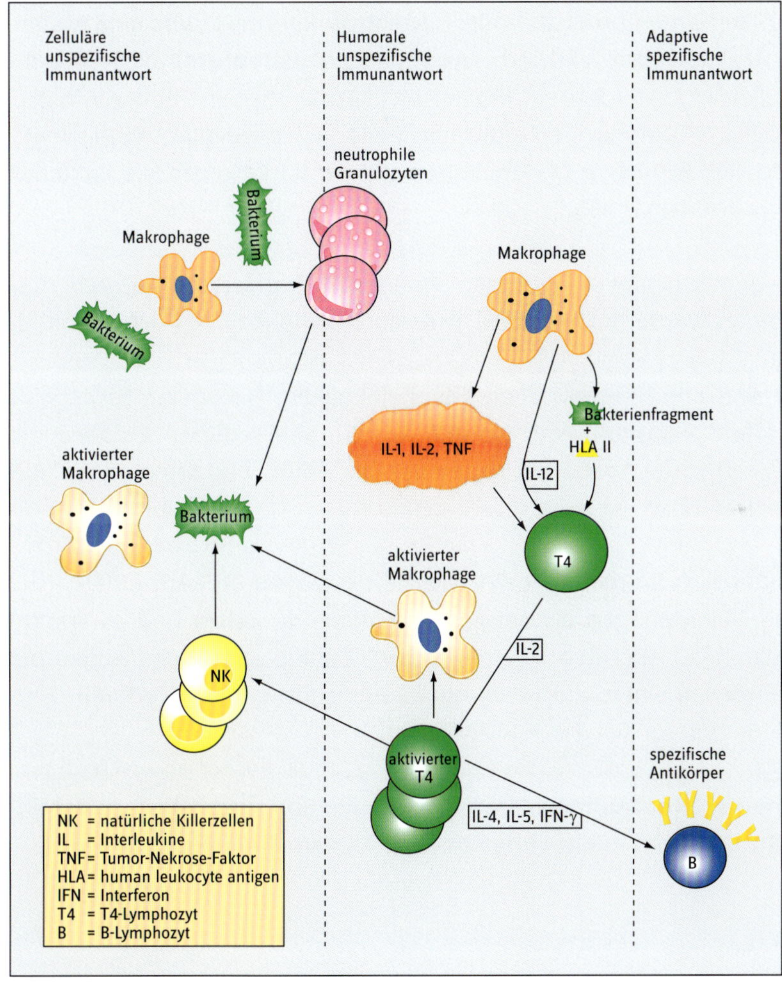

Abb. 2: Unspezifische Immunabwehr

Dringt ein Keim z. B. durch einen Schnitt in die Haut ein, wird er sofort von Makrophagen abgefangen. Diese sezernieren verschiedene Zytokine, um weitere Makrophagen zu rekrutieren (zelluläre Antwort).

So werden etwa IL-1, IL-2 und TNF-a ausgeschüttet, um Zelladhäsionsmoleküle freizusetzen, die es den eosinophilen und neutrophilen Granulozyten ermöglichen, durch die Kapillaren zu dringen und an die Wundstelle zu gelangen. Makrophagen und neutrophile Granulozyten zerstören sodann die Proteinhülle der Bakterien und vernichten diese.

Bakterien, die nicht in die Zellen eindringen, werden lokal mittels zellulärer Antwort vernichtet (siehe oberer Teil der ▶ Abbildung 2).

Da es sich beim Immunsystem um ein Netzwerk handelt, sind die Übergänge fließend. Dringen Bakterien in Zellen ein (intrazellulär) oder besteht ein Re-Infekt, wird eine weitere humorale (adaptive) Reaktionskette aktiviert: Makrophagen präsentieren den T4-Lymphozyten ein bakterielles Antigen, also ein Proteinstück, zusammen mit einem Molekül der HLA-Klasse II[18]. Diese T-Lymphozyten aktivieren neue T-Lymphozyten mittels Interleukin-2 (IL-2) und zusätzlich weitere Makrophagen, die verstärkt gegen die Bakterien vorgehen (siehe unterer Teil der Grafik).

Eine aktivierte T-Zelle unterscheidet sich von den anderen T-Lymphozyten dadurch, dass ihr ein Antigen präsentiert wurde, während die anderen T-Lymphozyten noch ruhen.

Extrazelluläre Erreger sind z. B. Streptokokken, Staphylokokken, Neisserien, Escherichia coli, Klebsiellen, Pilze und Parasiten. Nachweisbar im Blut sind lediglich Proteine der Bakterien und keine spezifischen Antikörper gegen das Bakterium, z. B. Streptolysin[19] bei Streptokokken.

Bei intrazellulären bakteriellen Erregern wie Borrelien, Chlamydien, Rickettsien etc. (siehe S. 21) agieren die Makrophagen als antigenpräsentierende Zellen und es kommt zu einer adaptiven, das heißt erlernten Immunantwort: Es sind spezifische Antikörper nachweisbar. Diese werden in einem dritten immunitären Schritt von aktivierten B-Lymphozyten gebildet (siehe unterer Teil der ▶ Abbildung 2).

Am Schluss einer Immunantwort räumen Makrophagen die übrig gebliebenen Proteinhüllen auf, und der Ort des Geschehens verbleibt ohne weitere Spuren.

---

18 Der Begriff „HLA" (Humanes Leukocyten-Antigen) wird auf Seite 97 erläutert.

19 Streptolysin ist ein Eiweiß in den Zellwänden von Streptococcus pyogenes mit hämolytischer Aktivität. Es wird bei entzündlichen Infektionen durch Streptokokken freigesetzt und ist ein Ektotoxin, das rote Blutkörperchen auflöst (lysiert). Nach einer Infektion bilden sich Antikörper gegen Streptolysin O, die als „Antistreptolysin O" bezeichnet werden.

4.4 Spezifische Immunabwehr

Bei einem viralen Infekt oder einem Re-Infekt kommt es zu einer erlernten oder adaptiven Immunantwort. Es spielen andere Mechanismen eine Rolle als bei einem bakteriellen Infekt.

Viren können nicht als selbstständige Lebewesen existieren. Sie haben keine Proteinhülle und müssen, um zu überleben, ihren genetischen Code in das Genom einer Wirtszelle einbauen. Zellen, die viral infiziert sind, sind pathogene, also kranke Zellen. Die humorale Abwehr funktioniert nur, solange sich die Viren außerhalb von Zellen befinden. Danach müssen die zytotoxischen T8-Lymphozyten die Kontrolle übernehmen, was zur Schädigung körpereigener Zellen führt (Zellen, die ein Virus in sich haben). Eine virusinfizierte Zelle muss vom Immunsystem als solche erkannt und zerstört werden. Jede Form der Zerstörung körpereigener Zellen – man spricht auch von Zytolyse – ist eine Form von autoimmuner oder autoaggressiver immunologischer Antwort.

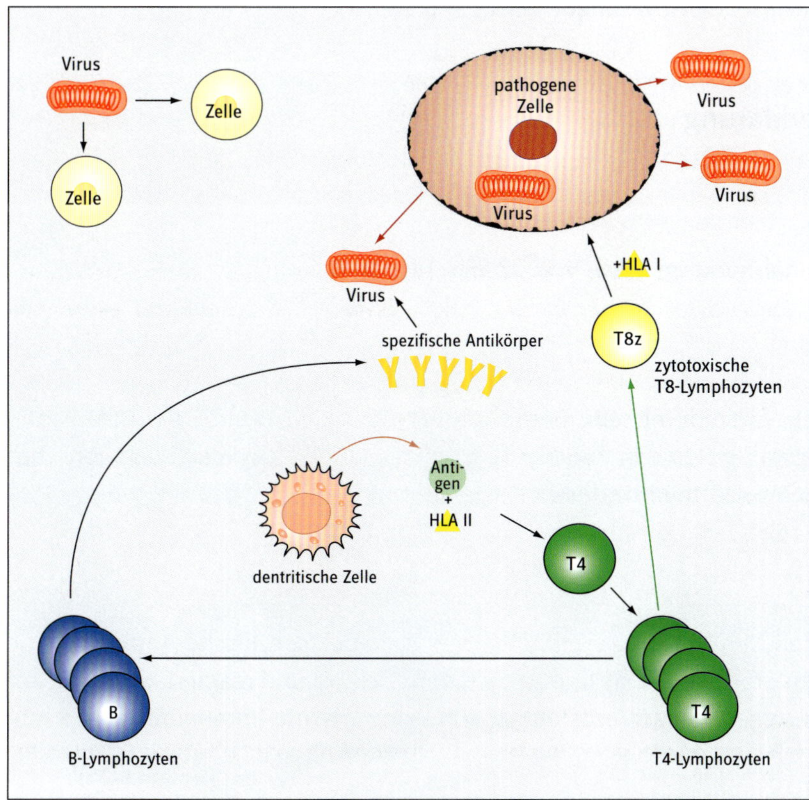

Abb. 3: Spezifische Immunabwehr

Bei der spezifischen Immunabwehr sezernieren B-Lymphozyten spezifische Antikörper, die sich gegen das Antigen des viralen Eindringlings richten. Sobald dieser bekämpft ist, wird die spezifische Immunabwehr beendet. Es bleiben jedoch Gedächtniszellen (Memory-Zellen) im Immunsystem erhalten, welche bei einem erneuten viralen Infekt oder bei einer Reaktivierung sehr schnell neue B-Lymphozyten aktivieren und spezifische Antikörper bilden können.

Bei der spezifischen Immunabwehr übernehmen dendritische Zellen die Antigenpräsentation. Dabei präsentieren sie die viralen Antigene den T4-Lymphozyten mit einem HLA-Molekül der Klasse II. Diese aktivieren weitere T4-Lymphozyten sowie B-Lymphozyten, welche spezifische Antikörper bilden. Gleichzeitig werden T8-Lymphozyten aktiviert, die das Virus in den pathogenen Zellen zusammen mit einem Molekül der HLA-Klasse I via zytotoxische T8-Lymphozyten angreifen und vernichten.

Auch bei einem Erstinfekt, z. B. bei einer Impfung, werden die zytotoxischen T8-Lymphozyten angesprochen. Diese binden ein Molekül der HLA-Klasse I und greifen direkt ein Antigen oder eine pathogene Zelle an. Sie sind die „schärfste Waffe“, die dem Immunsystem zur spezifischen Abwehr zur Verfügung steht.

4.5 Begriffserklärung

Zelluläre Abwehr

Angeborene Immunantwort im Sinne von „Zellen fressen Bakterien“.

Humorale Abwehr

Sie kann angeboren und erlernt sein. Bestimmte Immunzellen sezernieren Botenstoffe wie Zytokine. Da diese Proteine in löslicher Form vorliegen, spricht man auch von „humoral“, also „die Körpersäfte betreffend“.

Adaptive Abwehr

Im Falle eines bakteriellen Infekts werden für kurze Zeit auch spezifische Antikörper von den B-Lymphozyten produziert. Das Immunsystem ist flexibel und reagiert kurzzeitig auf z. B. intrazelluläre Erreger. Danach entsteht jedoch keine erlernte Immunität.

Spezifische oder erlernte Abwehr

Eine Antikörperreaktion, die von Memory-Zellen ausgeht, wenn ein erneuter intrazellulärer oder viraler Infekt oder eine virale Reaktivierung vorliegt.

5 Netzwerk Immunsystem

Das Immunsystem ist ein in sich geschlossenes Netzwerk, welches auf äußere und innere Veränderungen reagiert. Es reagiert z. B. auf Erreger, aber auch auf Hormone und die Psyche. Es ist wichtig zu verstehen, dass in einem Regelkreis kein einzelner Wert verändert werden kann, ohne dass sich alle anderen Akteure des Systems mitverändern.

5.1 Eine kleine Einführung in den Umgang mit einem Netzwerk

Für die EDV-Abteilung einer Großbank hatte die Autorin einen Leitfaden verfasst, der mit zehn Regeln den Umgang mit Netzwerken auf einfache und kurze Art beschreibt.

Da auch das Immunsystem ein Netzwerk ist, das wiederum im Netzwerk des Zell-, Organ- und Gesamtsystems des Menschen eingebunden ist, und dieses wiederum im erweiterten Netzwerk der Umwelt, der Welt und letztendlich des Universums vernetzt ist, lassen sich die Regeln auch hier anwenden.[20]

Die EDV hat die Autorin gelehrt, die Dinge aus einem anderen Blickwinkel zu betrachten. Das Multitasking, bei dem mehrere Abläufe oder Programme parallel nebeneinander ablaufen, entspricht dem, was unser menschlicher Körper jeden Tag, jede Minute, ja sogar jede Sekunde leistet.

In einem Netzwerk laufen Programme parallel und miteinander verbunden ab. Es werden Informationen von einem zum anderen Programm transportiert und verarbeitet, bevor die Programme erneut ablaufen. So auch in unserem Immunsystem.

---

20 Brevier für vernetztes Denken ©Corinne I. Heitz für UBS-ORKI, Mai 1991 (leicht verändert zur Erklärung des Systems »Mensch«).

Das Ganze und die Teile

Um ein System zu erkennen, müssen auch seine Teile erkannt werden, ohne diese zu zerlegen. Das Zusammenwirken der Teile im System muss wahrgenommen werden, nicht das Wirken der einzelnen Teile. Die Teile müssen zusammenpassen, um die Aufgabe des Systems gemeinsam und sicher erreichen zu können.

Vernetztheit

Ganzheit ist das Zusammenwirken der einzelnen Teile. Es gibt verschiedene Wirkungsbeziehungen, die nicht kausal, das heißt ursächlich, sondern zirkulär, also kreisend, sind. Dies wird in einem Netzwerk dargestellt. Es gibt gleichgerichtete und entgegen gerichtete Wechselbeziehungen. Negative Rückkoppelungen sind stabilisierend, positive Rückkoppelungen entweder aufschaukelnd oder zusammenbrechend.

Die Gefahr bei der Beurteilung von Netzwerken besteht darin, dass einzelne Teile und deren Beziehungen isoliert vom Ganzen betrachtet werden. Damit wird jedoch die Wirkung der Teile innerhalb des Netzwerks und in ihrer Wechselbeziehung zueinander nicht genügend erkannt.

Das System und seine Umwelt

Es hängt vom Betrachter sowie vom Bezugssystem ab, was Teil, System oder Umwelt ist. Systeme sind offen, das heißt, sie stehen in Bezug zu ihrer Umwelt. Systeme sind immer Teil eines noch größeren Systems. [21]

Komplexität

Komplex heißt nicht kompliziert. Ein komplexes System ist dynamisch, nicht statisch, und kann viele Verhaltensweisen annehmen. Für ein komplexes System sind keine Vorhersagen nach analytischen Methoden möglich. Nur Erfahrungswerte ermöglichen eine Kontrolle.

---

21 Es wurde nachgewiesen, dass die Umwelt einen größeren Einfluss auf das Immunsystem hat als das Erbgut. Quelle: Petter B., Vladimir J. et al.: Variation in the Human Immune System Is Largely Driven by Non-Heritable Influences. http://www.cell.com/cell/abstract/S0092-8674%2814%2901590-6 [abgerufen 16.3.2021]

Ordnung

Es ist nicht alles mit allem, sondern vieles mit vielem verbunden. Ein System hat eine eigene Struktur, ein Verhaltensmuster, eine Ordnung, welche es von einem anderen System unterscheidet. Nur aus dieser Ordnung heraus können Erwartungen in das Verhalten eines Systems gesetzt werden. Sie ist notwendig, um das System zu verstehen und zu beeinflussen.

Lenkung

Zielorientiertes Verhalten heißt einzugreifen, bevor unerwünschte Folgen auftreten. Durch Lenkung wird Kontrolle über ein System erlangt. Es genügt nicht zu warten, bis Abweichungen auftreten, um dann regelnd einzugreifen. Nur Vorschau und zielorientiertes Lenken verhindern, dass unerwartete Abweichungen auftreten.

Entwicklung

Systeme können neue Verhaltensweisen annehmen und sind daher entwicklungsfähig. Der Mensch kann gestalten und lernen. Wenn das Gestalten ziel- und zweckorientiert eingesetzt wird, ist es möglich, Systeme zu beeinflussen. Dies erfordert Innovationsgeist und Kreativität.

▸ Zusammenfassung

Ganzheitliches Denken verlangt, sich nicht auf die Einzelelemente eines Systems zu konzentrieren, sondern auf deren Wechselwirkung untereinander.

Das Ganze muss wahrgenommen werden, nicht das Detail. Das Verändern eines Elements wirkt sich auf das gesamte System aus. In einem vernetzten System führt nur zielorientiertes Handeln zum Erfolg. Beeinflussung von Einzelelementen ist nicht zielorientiert, sondern beruht auf der Methode „trial and error", also „Versuch und Irrtum". Versuche mit dem System Mensch können das Leben kosten!

„Der Mensch muss die ganze Schöpfung lieben – oder er wird nichts in ihr lieben."
Chief Dan George[22]

Es sei dem Leser selbst überlassen, die oben genannten Regeln zur Betrachtung eines Netzwerks gedanklich in seinen therapeutischen Alltag zu übertragen.

Keine andere Methode wird dem Paradigma des vernetzten Denkens so gerecht wie die Mikroimmuntherapie.

Die Diagnostik verwendet zwar analytische Elemente, der Therapeut verbindet die Ergebnisse jedoch wieder zu einem Netzwerk. Diese Methode erlaubt es, Einblick in die Wechselwirkungen zu nehmen und lenkend einzugreifen.

Die Therapie selbst ist nicht regulierend, sondern modulierend, nicht linear, sondern ausgleichend innerhalb des Netzwerks des Immunsystems.

Dagegen ist allopathische[23] Therapie immer linear, denn sie arbeitet mit körperfremden Substanzen, welche eine physiologische Reaktion bewirken sollen. Dadurch, dass es sich um körperfremde, meist chemische Strukturen handelt, kommt es oft zu Nebenwirkungen, da z. B. toxische Substanzen abgebaut werden müssen oder neben der eigentlichen Wirkung andere unerwünschte Regelmechanismen angesprochen werden.

5.2 Der Therapeut als Netzwerkregulator

In die Praxis kommen oft Menschen, die ganze Ordner gefüllt mit Analytik und Diagnostik mit sich führen. Meist hat keine der Analysen zu einer klaren Diagnose, geschweige denn zu einer Therapie geführt. Auch wenn die moderne Medizin sich auf die Wissenschaftlichkeit beruft, so wendet sie in der Therapie letztendlich die Methode „Versuch und Irrtum" an. Oft werden Laborparameter therapiert, ohne die Ursachen genau zu kennen. So wird bei Verdacht auf bakterielle Infekte meist sofort mit Antibiotika behandelt und bei der Annahme von viralen Aktivitäten mit Corticoiden therapiert.

22 Chief Dan George (* 24. Juli 1899; † 23. September 1981 in Vancouver) war ein Häuptling des Salish-Indianerstamms am Burrad Inlet, BC, Kanada.

23 Allos = anders, pathie = leiden. „Allopathisch" ist eine Bezeichnung von Hahnemann, dem Begründer der Homöopathie, mit welcher er nicht homöopathische Methoden bezeichnete; heute ist es ein Synonym für schulmedizinische Therapien.

Das Immunsystem leidet unter diesen therapeutischen Maßnahmen und kann seine Arbeit nicht mehr gewährleisten. Im schlimmsten Fall entsteht aus einer permanenten Immunsuppression (Unterdrückung des Immunsystems) Krebs. Die moderne Krebsforschung weiß hingegen um virale oder bakterielle Ursachen in der Krebsentstehung. Daraus wäre zu folgern, dass zum einen ursächlich therapiert werden muss und zum anderen nur ein funktionierendes Immunsystem in der Lage ist, Erregern erfolgreich zu begegnen.

Die schwierigste Situation ergibt sich immer dann, wenn Vorhersagen gemacht wurden wie: „Sie sind unheilbar krank" oder „Sie haben eine nicht therapierbare Krankheit". Erstens können für ein Netzwerk, wie es auch der Mensch ist, keine Prognosen erstellt werden, da sie nur auf der Erfahrung beruhen. Und zweitens therapieren Therapeuten ja sehr oft mit Informationen, z. B. der Homöopathie. Die Information, jemand sei nicht heilbar, ist eine tiefgreifende Aussage, gegen die es kaum ein Mittel gibt. Es gibt kein Kügelchen dagegen, es ist ein jahrelanger Prozess, den ein chronisch kranker Mensch mit sich selbst ausmachen muss, bis er lernt, dass Heilung nichts anderes bedeutet, als mit der Erkrankung gut leben zu lernen. Es ist aber auch durchaus möglich, dass sich eine wirkliche Heilung ergibt. Mit der Negativinformation werden Möglichkeiten negiert. In der Praxis verwenden Therapeuten oft sehr viel Energie darauf, solche Fehlinformationen wieder aufzulösen.

Interessanterweise gibt es einen scheinbaren Widerspruch: Bei autoimmunen Erkrankungen bekommen Patienten häufig gesagt, dass es keine Heilung gäbe. Bei schwerwiegenden Krebserkrankungen jedoch suggerieren Therapeuten, dass es Heilung etwa mittels Chemotherapie oder Bestrahlung gäbe. Statistisch ist die Chancenverteilung aber genau umgekehrt.

5.3 Was versteht man unter Reaktivierung?

Unter einer viralen Reaktivierung versteht man das Wiederaufflammen zellständiger Viren. Dazu zählen die auf Seite 14 genannten Viren, insbesondere die Familie der Herpes-Viren (siehe S. 14). Diese Viren sind in der Lage, ihre DNA in die menschliche DNA einzubauen. So verharren Viren über lange Zeit im Organismus. Aus dieser Latenz können sie wiedererweckt, also reaktiviert werden.

Professor Rolf M. Zinkernagel, Direktor des Instituts für experimentelle Immunologie an der ETH Zürich, wurde 1996 zusammen mit dem australischen Forscher Peter C. Doherty mit dem Nobelpreis für Medizin ausgezeichnet. Die beiden wurden mit der höchsten

Ehre bedacht, weil sie entdeckt hatten, wie das Immunsystem des menschlichen Körpers virusinfizierte Zellen von nicht infizierten Zellen zu unterscheiden vermag.[24]

Einen weiteren Forschungsschwerpunkt bildeten die Autoimmunerkrankungen wie Jugenddiabetes oder Multiple Sklerose.

Zinkernagel erkannte, dass Antigene zellständiger Viren dem Immunsystem zusammen mit einem Molekül der HLA-Klasse I präsentiert werden. Bei exogen erworbenen Infekten hingegen sind an der Antigenpräsentation Moleküle der HLA-Klasse II beteiligt. Er erkannte auch, dass zellständige Viren jederzeit reaktiviert werden können.

Was kann zu einer Reaktivierung führen?

Die häufigsten Auslöser für virale Reaktivierungen sind:

- Körperlicher und seelischer Stress,
- starke UV-Expositionen,
- Traumata und Emotionen,
- Infektionen,
- Impfungen,
- Menstruation und Schwangerschaft,
- chirurgische und zahnärztliche Eingriffe,
- Alkohol und Nikotin,
- Immundepression, etwa infolge von Immunsuppression durch Medikamente wie Cortikosteroide oder Zytostatika,
- häufige Verletzungen und Reizungen der Subkutis, auch z. B. durch neuraltherapeutische Behandlungen und Akupunktur (häufig z. B. durch Tätowierungen).

Joachim Bauer schreibt in seinem Buch „Gedächtnis des Körpers“[25] im Kapitel „Stress und die Anfälligkeit für Virusinfekte“: „Die allgemeine Schwächung des Immunsystems durch Kortisol erklärt die wissenschaftlich gesicherte Beobachtung, dass Stress Infektionen begünstigt, insbesondere Erkältungsinfektionen sowie Infektionen mit Herpes-Viren und einigen weiteren Erregern. Eine englische Forschungsgruppe um Sheldon Cohen[26] stellte fest, dass Schnupfenviren – so genannte Rhinoviren – und das Respiratory-syncytial-Virus bei Stress belasteten Personen deutlich häufiger zu einer tatsächlichen Erkältung führen als bei unbelasteten Menschen. Eine andere Arbeitsgruppe, die von

24 Peter C. Doherty and Rolf M. Zinkernagel, The specificity of the cell mediated immune defense. „Physiology or Medicine 1996 - Press Release“. Nobelprize.org. Nobel Media AB 2014. Web. 24 May 2015.
http://www.nobelprize.org/nobel_prizes/medicine/laureates/1996/press.html

25 Bauer, Joachim: Das Gedächtnis des Körpers. Piper Verlag, München, 2004

26 Cohen, S.; Ph.D., Tyrrell, D.A.J., M.D., Smith, A. P. Ph.D.: Psychological Stress and Susceptibility to the Common Cold N Engl J Med 1991; 325:606-612 August 29, 1991 DOI: 10.1056/NEJM199108293250903 [abgerufen: 9.3.2021]

den berühmten Stressforschern Ronald Glaser und Janice Kiecolt-Glaser[27] an der Ohio State University geführt wird, fand bei Studenten, die sich in massivem Examensstress befanden, eine deutliche Reaktivierung des Epstein-Barr-Virus. Dieses Virus, das viele Menschen mit sich herumtragen, ist ungefährlich so lange es sich in ruhendem Zustand befindet; in aktivem Zustand kann es die Lymphdrüsen infizieren."

In der Praxis zeigt sich das beispielsweise bei Patienten, die am posttraumatischen Stress-Syndrom (PTSS) leiden. Bei ihnen ist EBV in der Regel – in Verbindung mit einem erhöhten Cortisolspiegel – stark reaktiviert.

Therapeutisch betrachtet bedeutet das: Trauma-Patienten benötigen zusätzlich zur psychologischen Betreuung auch eine physische mikroimmuntherapeutische Behandlung. In der Praxis der Autorin werden folgende zusätzlichen therapeutischen Methoden verwendet:

- Emotional Freedom Technique (EFT), neue Bezeichnung: Klopfakkupressur
- und/oder das systemische Familienstellen im Einzelcoaching.

Wann immer das Immunsystem gestört ist, entsteht eine Unordnung im gesamten System.[28] Oder anders ausgedrückt: Eine Störung des Systems führt zwangsläufig zu einem gestörten Immunsystem.

5.4 Wie entstehen Autoimmunerkrankungen?

Autoimmune Erkrankungen entstehen mittels einer a) genetischen Disposition (Humanes Leukozyten-Antigen, HLA, siehe S. 92) und einem b) intrazellulären Erreger oder einer Zellschädigung durch c) Mängel oder d) toxische Belastungen. Die Immunabwehr richtet sich gegen eine infizierte Zelle oder eine geschädigte Zelle. Die HLA unterscheidet zwischen „fremd" und „eigen". So kommt es, dass vom Immunsystem eigene Zellen angegriffen werden, weil diese zerstört werden sollen. Dies als „Fehlleistung" des Immunsystems zu bezeichnen, erachte ich als nicht korrekt. Würden diese Zellen nicht zerstört, vermehrten sich pathogene Zellen.

Um die Komplexität einfach und verständlich zu machen, möge ein bildhafter Vergleich dienen. Damit kann auch erklärt werden, weshalb nicht die als „unheilbar" geltenden „großen Namen" von Krankheiten von Bedeutung sind, sondern die relativ einfache

27 Kiecolt-Glaser J.K. und Kollegen: Stress and the transformation of lymphocytes by Epstein-Barr virus. J Behav Med. 1984 Mar;7(1):1-12. http://www.ncbi.nlm.nih.gov/pubmed/6325704 [abgerufen: 9.3.2021]

28 Mit dem Begriff „System" ist immer das System eines lebenden menschlichen Individuums gemeint.

Diagnostik. Mit ihr lassen sich fast alle Erkrankungen leicht verstehen und mittels Mikroimmuntherapie auch behandeln.

Das HLA-Muster bestimmt, inwieweit ein Individuum dazu neigt, eine Autoimmunerkrankung auszuprägen. Es stellt also die Disposition dafür dar. Diese lässt sich vergleichen mit der Tastatur eines Pianos. Sie legt fest, welche Töne, also HLA zur Verfügung stehen und angeschlagen werden können. Und erst durch das Spielen dieser Töne entsteht eine Melodie oder eben eine Autoimmunerkrankung.

In unserem Bild fungieren die Viren oder Bakterien als Pianisten, denn sie gelten als Auslöser autoimmuner Erkrankungen. Spielen sie eine harmonische Melodie, so befindet sich das Immunsystem im Gleichgewicht – keines der HLA gewinnt an Überhand. Spielen sie hingegen eine disharmonische Melodie, sodass eine Kakophonie entsteht, gerät das immunologische Gleichgewicht aus den Fugen. Mit anderen Worten: Eine schlechte Musik entspricht einer autoimmunen Erkrankung, der das Immunsystem nicht mehr Herr werden kann, und kleine Misstöne eher kleineren Störungen, die das Immunsystem toleriert.

Übertragen auf die Therapie bedeutet das Folgendes: Soll die Autoimmunerkrankung behoben werden, so muss verhindert werden, dass eine disharmonische Melodie entsteht. Am besten lässt sich das bewerkstelligen, wenn dem Pianisten – also den Viren und Bakterien– das Spielen erschwert wird. Dies kann dadurch erreicht werden, dass das Immunsystem mit Unterstützung durch die Mikroimmuntherapie in die Lage versetzt wird, Viren oder Bakterien in den Griff zu bekommen.

Die Mikroimmuntherapie kann somit als Ordnungstherapie bezeichnet werden.

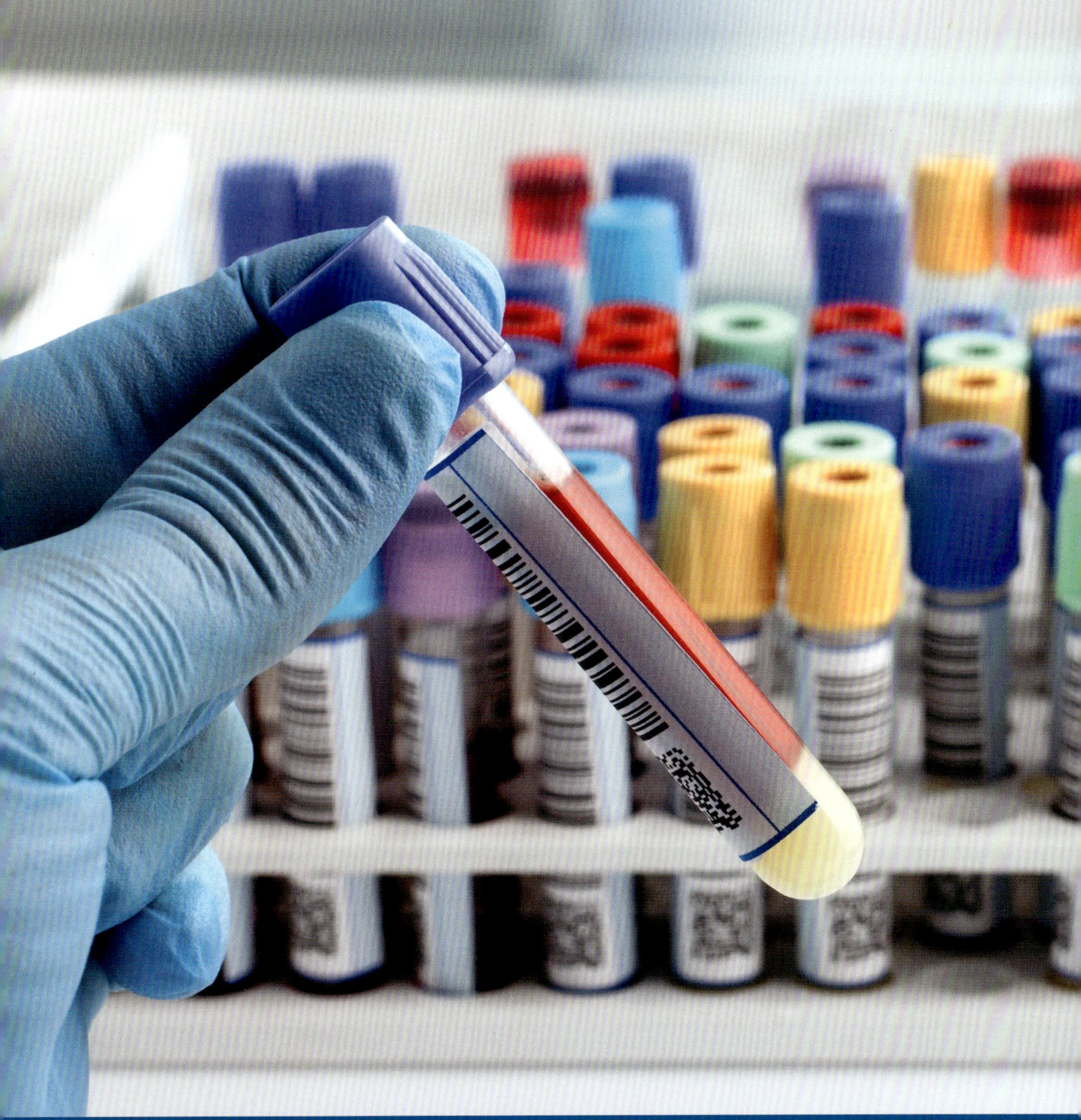

Praktischer Teil

6 Anamnese

Die Anamnese bildet die Basis für eine richtige Analytik. Es gibt keine „falsche“ oder „richtige“ Anamneseerhebung, es darf nur nichts übersehen werden. Viele unserer Patienten haben ganze Aktenordner voll Untersuchungen, die anscheinend zu keiner Diagnose geführt haben. Offensichtlich wurde in diesen Fällen wirklich Relevantes noch nicht untersucht. In manchen Praxen werden vor der ersten Konsultation Anamnesebögen zum Ausfüllen abgegeben. Dieses Vorgehen birgt die Gefahr in sich, dass durch starre Vorgaben Wesentliches übersehen wird, das erst im Gespräch die Aufmerksamkeit des Patienten auf sich gelenkt hätte.

Strukturierung in Befragung und Untersuchung kann sehr hilfreich sein. Sowohl Therapeut als auch Patient müssen sich darüber im Klaren sein, dass die Anamnese Zeit braucht. Die hier empfohlene Vorgehensweise hat sich in der Praxis der Autorin bewährt, es muss jedoch jeder auf seine Art und Weise den Zugang zu seinem Patienten finden.

6.1 Gespräch

Zunächst den Patienten in aller Ruhe erzählen lassen:

- alle Symptome (körperliche und psychische),
- erstmaliges Auftreten,
- Gewicht und Größe,
- Operationen,
- frühere Krankheiten,
- Krankheiten in der Familie,
- Impfungen,
- Unfälle,
- sozialer Status (z. B. verheiratet, alleine lebend),
- Freizeitaktivitäten, Sport etc.,
- unerfüllter Kinderwunsch,
- Anzahl Kinder,
- Beruf und Zufriedenheit im Beruf.

Spezifische Befragung durch den Therapeuten, um Symptome zu erkennen, welche auf mögliche Erkrankungen hinweisen:

1. Was geschah kurz (3-6 Monate) vor dem ersten Auftreten der Hauptsymptome?

- z. B. grippaler Infekt,
- Unfall,
- Scheidung,
- Verlust eines Angehörigen,
- Stress in Familie oder am Arbeitsplatz.

2. Haut

- Temperatur, kalt, warm,
- trocken, feucht,
- Schwitzen, Frieren,
- Hautfarbe, z. B. gelblich, gebräunt, blass,
- schuppig,
- Rötungen,
- Pusteln,
- Ausschläge,
- Akne,
- Fieberblasen,
- Haare,
- Finger- und Fußnägel.

3. Verdauung

- Durchfälle,
- Verstopfung,
- Häufigkeit der Stuhlgänge,
- Krämpfe,
- Tenesmen,
- Reflux, Sodbrennen,
- Magen-, Darmschmerzen,
- Hämorrhoiden.

4. Gelenke und Muskeln

- Schmerzen,
- wann?
- mit oder ohne Belastung?
- Schwellungen,
- Beweglichkeit.

5. Herz-Kreislauf

- Angina pectoris,
- Krampfadern,
- Herzrasen, -stolpern,
- Blutdruck.

6. Neurologische Beschwerden

- Motorik, Feinmotorik,
- Neuralgien,
- Parästhesien,
- Kribbeln,
- restless legs,
- Lähmungen.

7. Sinnesorgane

- Augen,
- Geruchsinn,
- Geschmacksinn,
- Gehör.

8. Schlafgewohnheiten

- genügend Schlaf,
- morgens wach oder
- lange Anlaufzeit,
- Erschöpfung,
- Mittagsschlaf,
- wann Bettruhe und wie viele Stunden Schlaf,
- Einschlaf- oder Durchschlafstörungen.

9. Leistungsfähigkeit
- Erschöpfung körperlich oder psychisch,
- Konzentrationsstörungen,
- Hyperaktivität.

10. Allergien und Unverträglichkeiten

11. Frauen zusätzlich:
- Regelmäßigkeit der Menses,
- PMS,
- Menopause,
- Unterbindung,
- Verlauf von Schwangerschaften und Geburten,
- Aborte (spontane oder gewollte).

12. Männer zusätzlich:
- Schwierigkeiten beim Wasserlassen,
- Strahlstärke,
- Erektionsstörungen,
- Unterbindung.

6.2 Alltagsverhalten und weitere Informationen

1. Essgewohnheiten
- Mischkost,
- vegan, vegetarisch,
- bio

2. Trinkmengen (Wasser)

3. Genuss- und Suchtmittel
- Kaffee,
- Alkohol,
- Nikotin,
- Drogen,
- Energie-Drinks,
- Aufputschmittel.

4. Aktuelle Medikamenteneinnahme inkl. Naturheilmittel, Nahrungsergänzungen und Homöopathika.

6. Zahnstatus (neuere Panoramaaufnahme)

7. Bisherige Therapien und sämtliche vorherigen Laborresultate sowie Befunde, Röntgenbilder, MRT-Berichte etc.

8. Familiensituation

Die ausführliche Anamnese dient dazu, die Anforderung an die Labordiagnostik möglichst präzise zu formulieren. Es ergibt sich eine erste Hypothese, welche mittels Labor und evtl. auch anderer Diagnostik zu bestätigen ist.

Hier ist viel Erfahrung erforderlich und auch das richtige Gespür. Das ist wörtlich zu verstehen, denn Patienten muss man auch mal anfassen, die Haut z. B. erfühlen, Schmerzen tasten, um Gewebeveränderungen wahrzunehmen und vieles mehr. Es ist auch nützlich, ein Basiswissen in manuellen Techniken zu besitzen, um Fehlstellungen und Haltungen zu erkennen, um sodann an der Struktur (Sehnen, Muskeln, Gelenke)[29] zu arbeiten.

Bei chronischen und autoimmunen Erkrankungen werden die Herpesviridae, also reaktivierbaren Viren, grundsätzlich immer getestet.

29 Wenn ein Patient eine Okkusionsstörung (Fehlbiss) hat, muss man nicht nach Erregern suchen, welche für Rückenschmerzen zuständig sein könnten, sondern man braucht ein gutes therapeutisches Netzwerk, um den Patienten an einen ganzheitlichen Zahnarzt weiterzuleiten.

7 Labordiagnostik

7.1 Ausgewiesene Labors

Es ist wichtig zu verstehen, dass wir nicht grundsätzlich nach einer viralen Belastung, sondern primär nach einer Reaktivierung suchen.

Deshalb ist es wichtig, dass wir die richtigen Resultate vom Labor erhalten, welche uns therapeutisch nützlich sind.

Das reine Vorhandensein von z. B. Herpes-Viren ist bei fast jedem Menschen in unseren Breitengraden anzunehmen. Deshalb ist es unnütz, wenn wir ein Resultat erhalten mit der lapidaren Aussage, dass Herpes Typ 1 oder 2 positiv seien.

Für die Mikroimmuntherapie brauchen wir ganz bestimmte Laborwerte, welche im Folgenden noch näher erläutert werden. In den deutschsprachigen Ländern Deutschland, Österreich und der Schweiz wurden von den jeweiligen medizinischen Gesellschaften[30] spezielle Labors mit den entsprechenden Qualitätsmerkmalen gesucht und auch instruiert, damit für alle Therapeuten die gleichen Standards gesichert sind. Es ist daher sehr wichtig, dass die Ergebnisse einer Laboruntersuchung stimmen und therapeutisch verwendbar sind. Im Anhang (siehe S. 177) sind die Adressen dieser Labors zu finden.

30 Heute gibt es eine gemeinsame medizinische Gesellschaft für Mikroimmuntherapie für die D-A-CH-Länder : MeGeMIT - Medizinische Gesellschaft für Mikroimmuntherapie Operngasse 17-21, 13. OG A-1040 Wien

8 Serologie

Unter dem Begriff „Serologie" sind sämtliche Untersuchungen zusammengefasst, welche aus dem Blut-Serum eines Patienten analysiert werden können. Vorgestellt werden hier vor allem jene Parameter, welche für die Mikroimmuntherapie relevant sind.

Als Standard-Serologie für die Mikroimmuntherapie werden folgende Untersuchungen grundsätzlich immer gemacht:

- EBV
- Herpes 1 und 2
- Varizella Zoster
- Cytomegalovirus
- Toxoplasma gondii

8.1 Epstein-Barr-Virus

Allen Viren der Herpes-Familie voran, ist bei chronischen Erkrankungen das[31] Epstein-Barr-Virus[32] (EBV) relevant. Dazu ein Exkurs zur Erklärung der Relevanz. Allein die große Anzahl der wissenschaftlichen Artikel, welche von Suchmaschinen im Internet zum Thema „Wichtigkeit von EBV" gefunden werden, weist auf seine Bedeutung hin.[33]

EBV ist nicht nur an sehr vielen autoimmunen Erkrankungen und Krebs beteiligt, es scheint auch, dass EBV im Zusammenhang mit Komplikationen bei Immunsuppression steht.

EBV hat die Menschheit wohl seit ihrer Entstehung begleitet.

31 „Der Virus oder das Virus? Offenbar ist bei einem Virus das Geschlecht ebenso wandelbar wie seine Oberflächenstruktur. Und richtig: Ein Virus ist nicht nur in medizinischer, sondern auch in sprachlicher Hinsicht ein Verwandlungskünstler.

Als Fachbegriff fand besagter Krankheitserreger zunächst als das Virus Eingang in die deutsche Sprache. Das ist typisch für bildungssprachliche Entlehnungen: Sie behalten zunächst ihr ursprüngliches Geschlecht bei. Mediziner und Seuchenspezialisten verwendeten Virus also als Substantiv sächlichen Geschlechts und blieben damit sehr nahe am lateinischen Ursprung: Mit dem sächlichen Hauptwort virus bezeichneten die alten Römer Schleim, Saft oder Gift.

Doch wie ein Virus passt sich auch eine bildungssprachliche Entlehnung allmählich an ihre neue Umgebung an. Je häufiger sie in der Alltagssprache verwendet wird, desto eher wird ihr Geschlecht dem angepasst, was gewohnt und üblich klingt. Da Substantive auf „-us" meist männlich sind, wurde das Virus allmählich zu der Virus. Heute existieren in der Alltagssprache beide Formen nebeneinander und beide gelten als korrekt. In der Fachsprache dagegen blieb es bei der ursprünglichen sächlichen Form: das Virus." (Quelle Online-Duden http://www.duden.de/sprachwissen/sprachratgeber/der-oder-das-virus [abgerufen 24. 5. 2015])

32 Namensgebung: Die englische Virologin Yvonne M. Barr (* 1932 in London) entdeckte 1964 zusammen mit Michael Anthony Epstein in Zellkulturen von afrikanischen Burkitt-Lymphomen das später so benannte Epstein-Barr-Virus.

33 Abgerufen am 7.3.2021 ergab eine Recherche ca. 820.000 wissenschaftliche Artikel zu EBV.

Es gibt Studien, die die Dynamik genetischer Variationen von EBV bei verschiedenen ethnischen Gruppen nachgewiesen haben. Dies könnte ein Grund dafür sein, dass sich ein und dieselbe HLA (siehe S. 92) bei Menschen der gleichen Ethnie unterschiedlich bemerkbar macht. Demnach wäre nicht die Genetik ursächlich verantwortlich für eine Disposition, sondern EBV selbst.[34] Es scheint damit erwiesen, dass EBV an der Evolution der Menschheit mitgewirkt hat.

Als Therapeuten sind wir gefordert und müssen immer damit rechnen, dass sich unsere Patienten im Internet informieren. In der Praxis ist es wichtig, EBV nicht überzubewerten. Es ist zwar erwiesen, dass EBV gewisse Krebsarten begünstigt wie Hodgkin- und Non-Hodgkin-Lymphome, Burkitt-Lymphome und bestimmte Leukämien. Dennoch: Nicht jeder, der einen reaktivierten EBV hat, ist deshalb todkrank. Für den Therapeuten gilt es, die Patienten bereits bei der Konsultation darauf hinzuweisen, dass EBV nicht mit unheilbaren Krankheiten gleichzusetzen ist.

Nachdem weltweit nach Impfstoffen gegen EBV geforscht wird, wird mehr und mehr auf die „Gefahr" durch EBV aufmerksam gemacht. So etwa beim renommierten Helmholz-Zentrum[35]:

„EBV ist ein überaus erfolgreiches Virus; nahezu 98 Prozent aller Erwachsenen sind damit infiziert. Die meisten Infektionen erfolgen im Kindesalter überwiegend ohne Symptome. Die Erstinfektion bei Jugendlichen oder Erwachsenen führt dagegen in etwa 50 Prozent aller Fälle zum Pfeifferschen Drüsenfieber, das bei gesunden Personen meist restlos ausheilt, manchmal aber auch schwere Verlaufsformen nehmen oder chronisch werden kann.

Auch wurde EBV als erstes Tumorvirus des Menschen überhaupt identifiziert. Es ist weltweit für die Entstehung von etwa 200.000 Krebserkrankungen pro Jahr mitverantwortlich. Besonders gefährlich ist das Virus für Personen mit einer geschwächten Immunabwehr – etwa Aids-Kranke oder Transplantat-Empfänger. Sie erkranken häufig an durch EBV verursachtem Lymphknotenkrebs und post-transplant lymphoproliferative disorders (PTLD), die oft zum Tode führen. Gerade für diese Risikogruppe könnte eine Impfung vor der Transplantation das Risiko einer PTLD drastisch senken."[36]

34 Rajiv Khanna, Robert W. Slade, Leith Poulsen, Denis J. Moss, Scott R. Burrows, John Nicholls and Jaqueline M. Burrows: Evolutionary dynamics of genetic variation in Epstein-Barr-Virus: Isolates of diverse geographical origins: Evidence for immune pressure independent genetic drift. Journal of Virology, 1997 Nov; 71(11): 8340–8346.

35 © 2012 Helmholtz Zentrum München Deutsches Forschungszentrum für Gesundheit und Umwelt (GmbH)

36 http://www.helmholtz-muenchen.de/jahresbericht2011/forschungshighlights/13_f_2_5.html [abgerufen 13.6.2015]

Es gilt auch zu unterscheiden zwischen Reaktivierung und chronisch nicht abgeheilter Erstinfektion. EBV scheint sich immer dann zu reaktivieren, wenn der Körper geschwächt ist oder wird, z. B. bei Traumen, schweren Unfällen, Stress (psychisch und körperlich). So haben die meisten Hochleistungssportler irgendwann mit einer Reaktivierung von EBV zu kämpfen und haben dadurch einen bedeutenden Leistungsknick.

Wir wissen aus der neuesten Forschung, dass EBV in der Lage ist, am Genom zu "spielen", ein Virus, wie EBV, verbleibt in unserer DNA und kann dort epigenetische Veränderungen bewirken.

Labordiagnostik EBV

Es werden folgende Werte benötigt:

- EBV VCA (Virus Capside Antigen) IgG
- EBV VCA IgM
- EBV EBNA (EB-Nucleid Antigen) IgG
- EBV EA (Early Antigen) Ig

Da die Mikroimmuntherapie linear ablesbare Werte benötigt, um Reaktivierungen sichtbar zu machen, bietet nach wie vor nur die indirekte Immunfluoreszenz (IF) die Gewissheit für die richtige Analytik und bleibt die Methode der Wahl nicht nur bezüglich EBV.[37]

Ein direkter Vergleich der IF mit der Nachweismethode des ELISA (enzyme-linked immunosorbent assay) zeigt, weshalb IF für die Mikroimmuntherapie unumgänglich ist. Die IF nämlich erlaubt eine lineare Interpretation der Werte, was mit dem ELISA nicht möglich ist.

▶ *Für die Interpretation des EBV gelten folgende einfache Regeln:*

Die Immunantwort auf EBV findet in drei Schritten statt.

Zunächst werden Antikörper der Klasse IgM gebildet. Ist IgM positiv, handelt es sich um einen akuten Erstinfekt, auch „Pfeiffersches Drüsenfieber" genannt. Später kommen Antikörper gegen das Virus-Capsid-Antigen (Eiweißmantel des Virus) der Klasse IgG hinzu.

Die sogenannten „Early Antikörper" richten sich gegen die infizierte Zelle. Sie entstehen vor der Replikation der DNA, deshalb eben „early" (frühe) Antikörper genannt. Sie

37 Es wurden immer wieder neue Laborkits zur exakten Bestimmung getestet. Es liegen jedoch immer noch keine neuen Ergebnisse vor. Es war bereits bei Drucklegung der ersten Auflage erwartet worden, dass die Methode der indirekten Immunfluoreszenz demnächst durch modernere und exaktere Methoden ersetzt würde.

deuten immer auf eine Reaktivierung hin. Die Präsenz von EA weist auf eine höhere Morbidität hin. So wurden bei 26 Erwachsenen und 18 Kindern unter 15 Jahren mit verschiedensten persistierenden Erkrankungen und Symptomen wie chronischen Halsschmerzen, Fieber, Kopfschmerzen, Lymphschwellungen, Depression, Myalgie Müdigkeitssyndrom und mehr EBV Early Antigene nachgewiesen.[38]

Später werden auch Antikörper gegen andere Anteile des Virus gebildet. Diese sind die EBV-Nucleid-Antigene EBNA-1 bis 6. Sie werden erst nach der Zerstörung der mit EBV infizierten B-Lymphozyten gebildet. Die Anwesenheit von EBNA-Antikörpern kann mit dem immunologischen Abschluss eines Primärinfekts mit EBV gleichgesetzt werden.

Sind EBV VCA IgG und EBV EA IgG sowie EBV EBNA IgG positiv:

- ▶ Es liegt eine Reaktivierung von EBV vor.

Ist EBV VCA IgG positiv und EBNA IgG negativ:

- ▶ Es liegt eine Primärinfektion mit EBV vor, die noch nicht abgeschlossen ist.

Während EBV VCA IgG den Primärinfekt anzeigt, steht EBNA für eine durchgemachte und abgeschlossene EBV-Infektion.

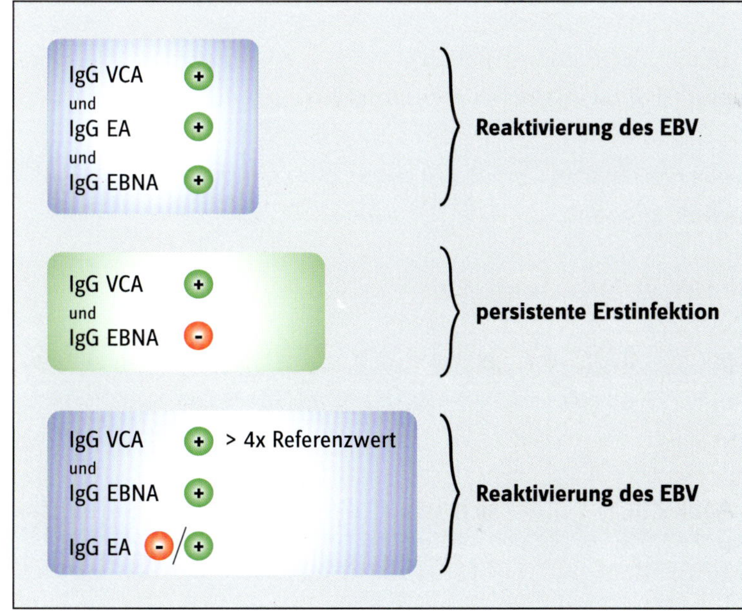

Abb. 4: EBV-Serologie

38 Jones JF, Ray CG, Minnich LL, Hicks MJ, Kibler R, Lucas: Evidence for active Epstein-Barr virus infection in patients with persistent, unexplained illnesses: elevated anti-early antigen antibodies., Ann Intern Med. 1985 Jan;102(1):1-7.X DO Quelle: http://www.ncbi.nlm.nih.gov/pubmed/79029 [abgerufen 9.3.2021]

Solange also EBNA negativ ist, hält die Infektion an. Fehlt EBNA, so liegt eine chronische Mononukleose vor. EBNA kann auch sekundär verloren gehen – dies deutet auf ein inkompetentes oder defizitäres Immunsystem hin (z. B. unter Immunsuppression).

Es handelt sich auch dann noch um eine Reaktivierung, wenn EBV VCA IgG und EBV EBNA IgG beide positiv sind, jedoch erst ab einem Titer, der 4-fach größer ist als der Referenzwert.

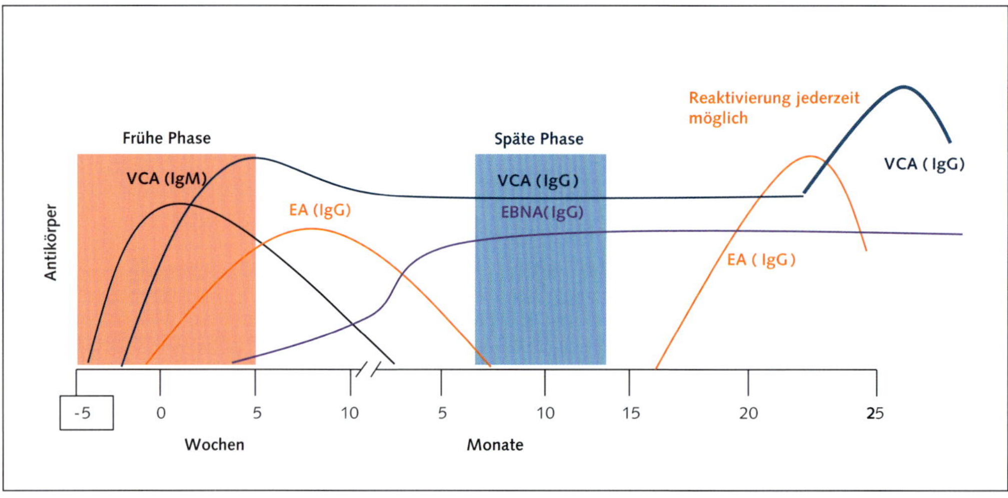

Abb. 5: Krankheitsverlauf EBV (Pfeiffersches Drüsenfieber)

Zur Bestimmung, um wie viel der Virustiter erhöht ist, muss unbedingt der Referenzwert des jeweiligen Labors beachtet werden.

Liegt der Referenzwert für EBV VCA IgG beispielsweise bei 80, so ist:
1 : 160 2-fach
1 : 320 3-fach
1 : 640 4-fach
1 : 1280 5-fach

8.2 Herpesviridae

- HHV-1: Herpes simplex Typ 1 (HSV-1) und
- HHV-2: Herpes simplex Typ 2 (HSV-2)
- HHV-3, Varicella-Zoster Virus (VZV)
- HHV-5: Cytomegalovirus (CMV)
- HHV-6,
- HHV-7 und
- HHV-8
- IgG quantitativ oder IF
- IgM
- IgA

Interpretation

1. IgG positiv oder erhöht bei ELISA :

Es handelt sich um einen durchgemachten Infekt. Eine Reaktivierung ist möglich, falls eine quantitative Aussage vorliegt und der Wert sehr viel höher ist als der angegebene Index.

2. IgG erhöht bei IF:

Falls der Wert gegenüber dem Referenzwert mindestens 4-fach höher liegt, kann eine Reaktivierung angenommen werden.

3. IgM positiv oder erhöht bei ELISA und IF[39]:

Es handelt sich um einen frischen Infekt.

4. IgA positiv oder erhöht mit IgG positiv und IgM negativ bei ELISA und IF:

Es handelt sich mit Sicherheit um eine Reaktivierung.

39 Je nach Labor erhält man Resultate aus ELISA oder Indirekter Immunfluoreszenz.

Beispiel 1

Herpes 1-AK	u.	Herpes 2-AK	Patienten-Resultat	Referenzwert	
HSV-1	IgG	quantitativ	0.7	<1.1 Index	ELISA
HSV-2	IgG	quantitativ	0.5	<0.5 Index	ELISA
HSV-1+2	IgM		40	<20 Titer	IF
HSV-1+2	IgA		40	<20 Titer	IF

Dieses Beispiel zeigt beide Methoden ELISA und IF. IgG ist sowohl für HSV 1 als auch für HSV 2 negativ, im IF-Verfahren, welches jedoch nicht zwischen den beiden Typen unterscheidet, zeigt sich, dass sowohl IgM als auch IgA positiv sind. Somit handelt es sich um einen Primärinfekt.

Beispiel 2

Herpes simplex-Virus 1-Serologie

HSV-IgM (IF)	negativ	< 1:10
HSV Typ I-IgG-Ak (IF)	1:640	< 1:80

Herpes simplex-Virus 2-Serologie

HSV Typ II-IgG-Ak (IF)	1:320	< 1:80

Dieses Resultat zeigt eine Reaktivierung für Herpes 1. Dieses Labor macht keine IgM für Herpes 2 und für beide Typen kein IgA. Die Reaktivierung besteht, weil das Patientenresultat für Herpes 1 einem 4-fachen Referenzwert entspricht.

1 : 160 2-fach; 1 : 320 3-fach; 1 : 640 4-fach

Beispiel 3

Varizella Zoster-Virus-Serologie

VZV IgA-Ak (IF)	negativ	< 1:10
VZV IgG-Ak (IF)	1:640	< 1:80
VZV IgM-Ak (IF)	negativ	< 1:10

Dieses Beispiel zeigt eine deutliche Reaktivierung von Herpes Zoster mit einem 5-fach erhöhten Titer für IgG.

Beispiel 4

Cytomegalie-Virus-Serologie

CMV IgG-Ak (IFT)	1:80	<1:40
CMV IgM-Ak (IFT)	negativ	<1:10

Mit CMV IgG bei 80 und einem Referenzwert von 40 handelt es sich um einen 2-fach erhöhten Wert, d. h., die Krankheit ist durchgemacht und nicht reaktiviert. IgM ist negativ, es handelt sich nicht um einen frischen Infekt.

In Zukunft wird es aufgrund eines neuen europäischen Gesetzes zur Zulassung von Diagnostika, keinen IF Test mehr für CMV geben. Wir müssen damit leben, dass es immer wieder Veränderungen gibt.

8.3 Toxoplasma gondii

Toxoplasmen sind obligat intrazelluläre Protozoen. Eine quantitative Bestimmung ist erwünscht, da ansonsten keine Aussage zur Infektion gemacht werden kann.

Toxoplasma AK- IgG	AK IgM	Interpretation
niedrig	niedrig	persistierende Infektion
hoch	niedrig	abklingende Infektion
hoch	hoch	kürzliche Infektion
niedrig	hoch	akute Infektion

Weitere Erreger

Weitere Untersuchungen werden aufgrund der Symptomatik des Patienten veranlasst (siehe Erreger S. 14).

8.4 Bakterien

Bei Bakterien gilt grundsätzlich, dass schon die Anwesenheit von IgG für einen vergangenen oder gegenwärtigen Infekt spricht. In der Regel hinterlässt ein bakterieller Infekt (extrazellulär) keine immunitären Spuren in Form von Antikörpern (IgG), weshalb es auch nicht zu einer Immunität kommt. Eine Ausnahme bilden intrazelluläre Bakterien (siehe Seite 18). IgG kann über einen längeren Zeitraum erhöht bleiben ohne Pathogenität, jedoch spielt auch hier die Höhe des Titers eine gewisse Rolle.

Beispiel

Chlamydien-Serologie

Chlam. trach. IgA-Ak (IFT)	negativ	<1:40
Chlam. trach. IgG-Ak (IFT) ↑	**1:80**	<1:80

Grundsätzlich würde man annehmen, dass es sich um einen zurückliegenden Infekt handelt, dennoch kann ein frischer Infekt nicht ausgeschlossen werden, wenn IgG positiv ist. Daher fügt das Labor folgende Erklärung an:

„Serologisch ist eine lange zurückliegende Infektion oder ein frühes Stadium einer akuten Infektion anzunehmen. Bei entsprechender Klinik Verlaufskontrolle in ca. 2 Wochen oder Erregernachweis mittels PCR (siehe Fußnote S. 119) empfohlen."

Das heißt, dass ein endgültiger Nachweis nur mittels eines Abstrichs (z. B. urogenital oder Augen) erbracht werden kann.

Chlam. pneum. IgA-Ak (IFT)	**1:320**	<1:80
Chlam. pneum. IgG-Ak (IFT)	**1:640**	<1:80
Chlam. pneum. IgM-Ak (IFT)	↑ **1:10**	<1:10

Im Gegensatz zum vorherigen Beispiel ist dieses Resultat sehr aussagekräftig. Mit IgM positiv (negativ wäre <10!) handelt es sich um einen Primärinfekt. Da auch IgG und IgA stark erhöht sind, ist eine persistierende Infektion anzunehmen.

Behandlungspflicht besteht immer bei Anwesenheit von erhöhten IgA- und/oder IgM-Werten. Wenn lediglich IgG erhöht ist, müssen die übrigen Werte der Serologie mit in Betracht gezogen werden.

9 Interpretation Immunstatus

Unter dem Begriff „Immunstatus" versteht man eine Lymphozyten-Typisierung, welche speziell für die Mikroimmuntherapie zusammengestellt wurde. Insbesondere wurde darauf geachtet, die verschiedenen Werte in einer Grafik darzustellen, was eine erleichterte Interpretation zulässt. Die Grafiken der Referenzlabors (siehe Anhang S. 177) unterscheiden sich. Zum einen ist es schwierig, laborinterne Strukturen zu ändern, zum anderen müssen sich Labors an wissenschaftliche Vorgaben halten. Die folgenden verwendeten Grafiken sind diejenigen vom Labor Viollier AG in Basel. Diese Grafik wurde in Zusammenarbeit mit der Autorin aufgrund jahrelanger Praxiserfahrung, der Internationalen Vereinigung für Mikroimmuntherapie in Paris und dem Labor erarbeitet.

Bei Lab4more ist dieser Immunstatus ebenfalls erhältlich, wenn man bei der Anforderung „Immunstatus Schweiz" angibt. Da mehr Parameter als üblich angefordert werden, kostet dieser bei Lab4more etwas mehr.

Bei LADR Baden-Baden kann der Immunstatus „2IDI" oder „neu" angefordert werden. Es sind die aktivierten T-Lymphozyten dann unterteilt in T3 akt, T4 akt und T8 akt, während die NK-Lymphozyten in einem Balken zusammengefasst werden.

Je nach Fragestellung ist es eventuell interessant eine andere Auswertung zu bekommen. Bei onkologischen Themen ist es wichtiger die Untergruppen der Natürlichen Killer-Lymphozyten zu sehen, bei allgemeiner Fragestellung können die aktivierten T-Lymphozyten interessant sein.

Der Immunstaus besteht aus Leukozyten und Lymphozyten sowie den Subpopulationen letzterer. Dies sind T3, T4, T8 sowie B-Lymphozyten und natürliche Killerzellen. Hinzukommen regulatorische T-Lymphozyten sowie einige wesentliche Subklassen (siehe ▶ Abbildung 6).

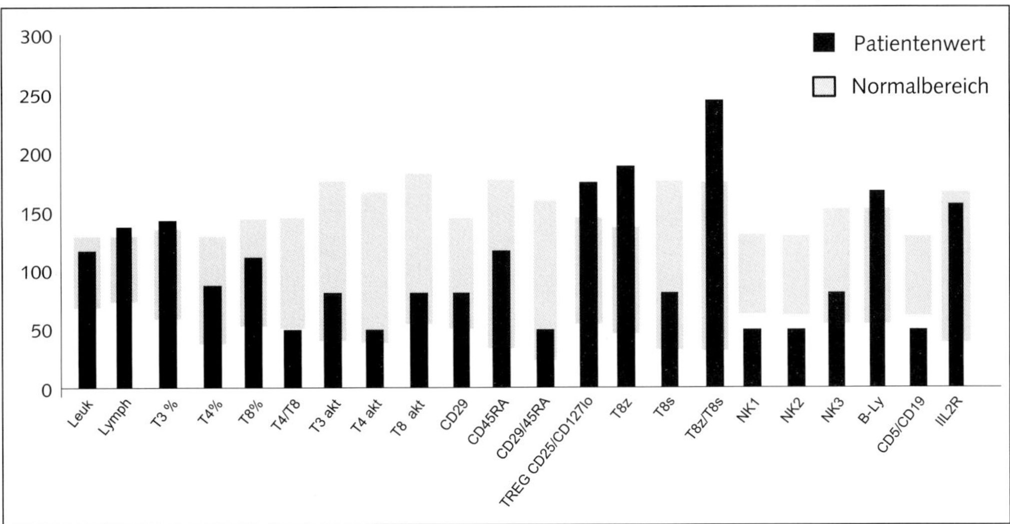

Abb. 6: Lymphozytentypisierung

Anhand der Grafik können bestimmte immunologische und auch therapeutisch relevante Erkenntnisse gezogen werden, deshalb ist die Reihenfolge der Werte in der Darstellung wichtig.

Die Grafik zeigt grau hinterlegt die Normwerte, die schwarzen Balken entsprechen den Patientenwerten.

9.1 Leukozyten

Ein erster Aspekt ist die Gesamtzahl der Leukozyten und Lymphozyten.

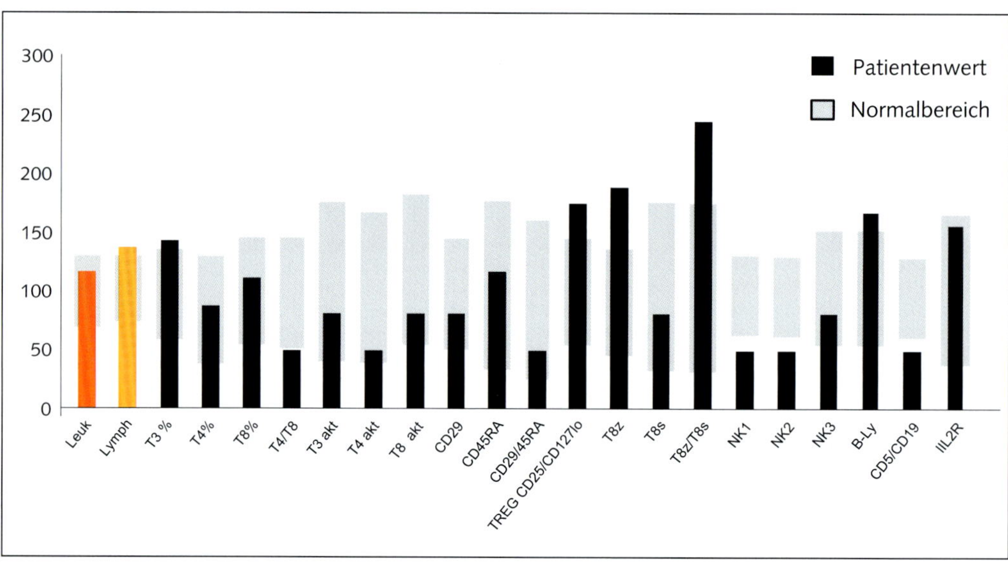

Abb. 7: Leukozyten / Lymphozyten

Die Leukozyten sind ebenso in verschiedene Untergruppen eingeteilt, wovon eine die Lymphozyten sind. Es ist nützlich, zunächst diese anzusehen.[40] Die Leukozyten werden unterteilt in:

Bezeichnung	Referenzwert
Leukozyten	G/L 4.5 – 11.5
Neutrophile Granulozyten	G/L 1.40 – 8.00
Eosinophile Granulozyten	G/L <0.70
Basophile Granulozyten	G/L <0.20
Monozyten	G/L 0.16 – 0.95
Lymphozyten	G/L 1.50 – 4.00

40 Jedes maschinelle Hämatogramm, wie die meisten Arztpraxen es verwenden, liefert diese Werte in wenigen Minuten.

Sind die Leukozyten z. B. erhöht, wird meist zunächst von einem Infekt ausgegangen, was jedoch nicht immer richtig ist. Bei einer Veränderung der Leukozyten-Anzahl können noch keine Rückschlüsse auf den Zustand des Immunsystems gezogen werden. Sie geben jedoch wertvolle Hinweise darauf, in welcher Richtung weitere Diagnostik sinnvoll ist:

- Allergie,
- Infekt,
- Neoplasie,
- Parasiten,
- EBV-Infekt.

9.1.1 Granuozyten

Neutrophile Granuozyten

Sind die neutrophilen Granulozyten erhöht, so kann von einem Infekt, einer Entzündung oder auch einer Neoplasie ausgegangen werden. Sind sie erniedrigt, handelt es sich eventuell um eine Agranulozytose[41]. Die neutrophilen Granulozyten sind nochmals unterteilt in:

- segmentkernige Granulozyten und
- stabkernige Granulozyten.

Sind die segmentkernigen Granulozyten erhöht, handelt es sich um eine sogenannte „Linksverschiebung" bei einem bakteriellen Infekt.

Sind die stabkernigen Granulozyten erhöht, spricht man von einer „Rechtsverschiebung", wie sie z. B. bei Eisenmangel vorkommt.

Leukozyten
Neutrophile Gran. (Segment- + Stabkernige) G/L 1.40 - 8.00
Infekte, Entzündung, Neoplasie
z.B. Agranulozytose
Segmentkernige erhöht : Linksverschiebung -> bakteriell
Stabkernige erhöht: Rechtsverschiebung -> z.B. Eisenmangel

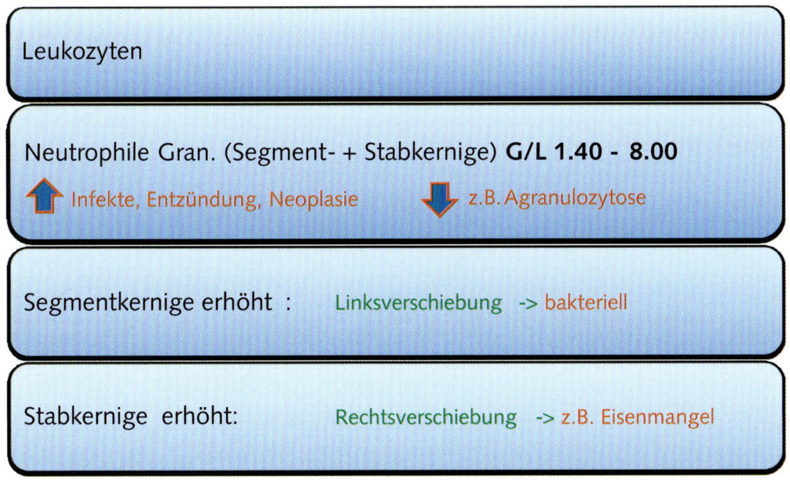

Abb. 8

41 Eine starke Verminderung der Granulozyten ist meist toxisch bedingt, Medikamente und radioaktive Strahlung kommen dafür infrage.

Eosinophile Granulozyten

sind erhöht bei:	sind erniedrigt bei:
• Allergien und • Parasiten (Würmer, Zecken, Flöhe), • Pilze.	• der Akutphase eines Infekts, • Cushing-Syndrom, • Stress.

Basophile Granulozyten

sind erhöht bei:	sind erniedrigt bei:
• Allergien, • Parasiten (Würmer, Zecken, Flöhe), • Pilze, • endokrinen metabolischen Erkrankungen, • Hyperlipidämie.	• erhöhtem Cortisolspiegel und • Stress.

9.1.2 Monozyten

sind erhöht bei:	sind erniedrigt bei:
• Monozytose, klassisch bei EBV-Infekt, • chronischen Infekten, • Autoimmunerkrankungen.	• z. B. aplastischer Anämie.

9.2 Lymphozyten und Subpopulationen

9.2.1 Aspekte der Interpretation

Unterschiedliche Bezeichnungen für verschiedene Lymphozyten machen oft das Verständnis schwierig. Die Autorin verwendet ausschließlich den Begriff „Lymphozyten" bei z. B. T4-Lymphozyten und nicht den Begriff „Zellen", wie z. B. T4-Zellen. Die Bezeichnung „CD" heißt „Cluster of Differentiation" und wird für humane Antigene verwendet. So besitzen T3-Lymphozyten einen positiven Cluster of Differentiation 3, werden somit auch „CD3+ Lymphozyten oder -Zellen" genannt.

Die Lymphozyten, welche selbst Teil der Leukozyten sind, bilden mit diesen und ihren Untergruppen das, was wir „Immunsystem" nennen.

In einem ersten Interpretationsschritt sollte bestimmt werden, ob das Immunsystem hyper- oder hyporeaktiv ist, ob also eine Über- oder Unterfunktion vorliegt. Dieser Aspekt ist therapiebestimmend.

Es wird die Gesamtanzahl der Lymphozyten bestimmt. Die Zahl der Lymphozyten ist die Anzahl aller an der Immunabwehr beteiligten Zellen. Ist diese zu niedrig, handelt es sich um eine allgemeine oder auch primäre immunitäre Hyporeaktivität. Sie ist gekennzeichnet durch eine Lymphopenie, einen Mangel an Lymphozyten.

Bevor wir ins Detail gehen, verschaffen wir uns zunächst einen Überblick. Maßgebend ist die Anzahl der Lymphozyten, ohne Kenntnis darüber, welche Bedeutung die einzelnen Untergruppen haben.

1. Aspekt der Interpretation

Liegt der Wert oberhalb der Norm, handelt es sich um eine allgemeine oder auch primäre immunitäre Hyperreaktivität. Sie ist gekennzeichnet durch eine Lymphozytose, einen Überschuss an Lymphozyten.

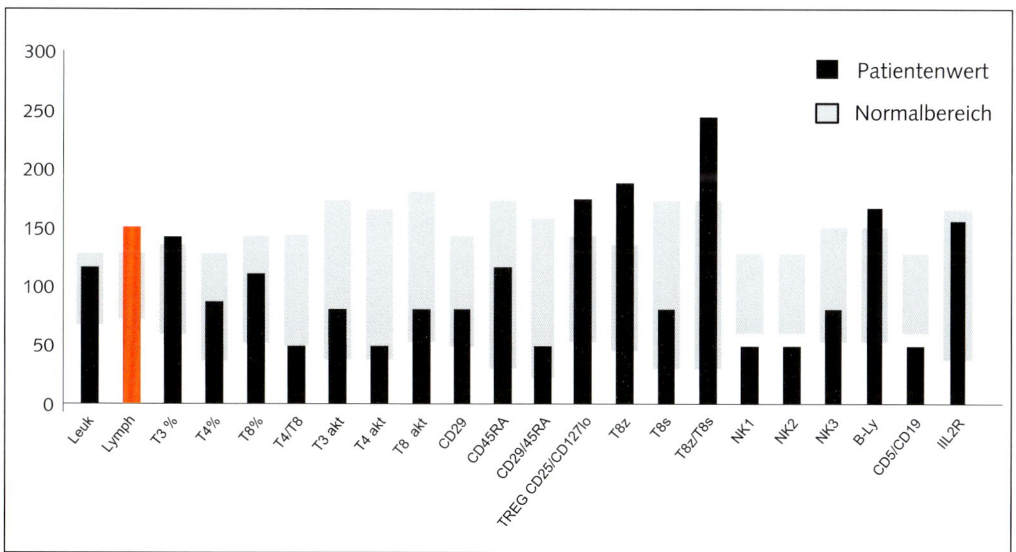

Abb. 8: Gesamtlymphozyten

Bei Kindern gilt bis zur vollendeten Pubertät eine Erhöhung der Lymphozyten als Norm.

2. Aspekt der Interpretation

Falls weder eine Lymphopenie noch eine Lymphozytose vorhanden ist, schaut man sich die Hauptkategorien (T3, T4, T8) der Immunzellen sowie deren Aktivierung an. In der folgenden Grafik ist zu erkennen, dass zwar die T3-Lymphozyten prozentual erhöht sind, jedoch die aktivierten T3-, T4- und T8-Lymphozyten unter dem Normwert liegen. Dieses Immunsystem ist deshalb hyporeaktiv.

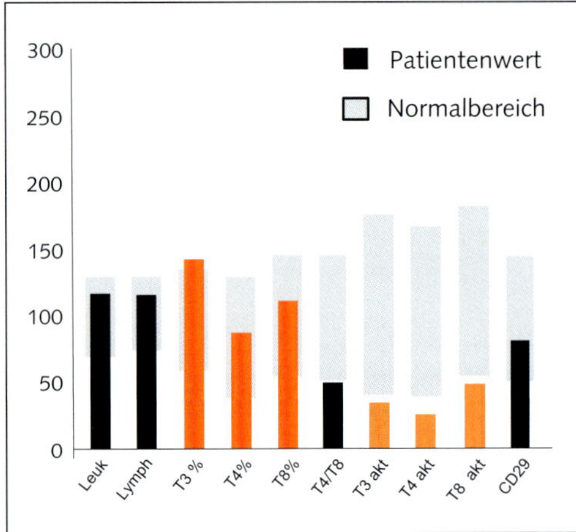

Abb. 9: hyporeaktives Immunsystem

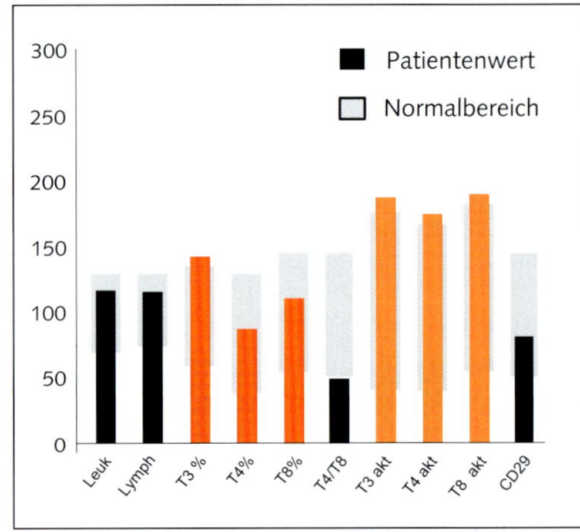

Abb. 10: hyperreaktives Immunsystem

Liegen die aktivierten T-Lymphozyten über der Norm, so handelt es sich um ein hyperreaktives Immunsystem. Dies ist auch dann der Fall, wenn die Prozentanteile für T3-, T4- und T8-Lymphozyten in der Norm oder unter der Norm sind, solange jedoch die Gesamtlymphozyten sich in der Norm befinden.[42]

Die Unterscheidung zwischen einem hypo- oder hyperreaktiven Immunsystem ist wichtig für die richtige Therapiewahl.

42 Diese Interpretationsweise unterscheidet sich zur früheren Ansicht, dass bereits erniedrigte T3, T4 oder T8 Zellen als hyporeaktiv bzw. erhöhte als hyperreaktiv zu sehen sind. Man ist zur Erkenntnis gekommen, dass die lediglich aktivierten T-Lymphozyten massgeblich sind. Dies macht vor allem bei autoimmunen Geschehen Sinn, denn nur aktivierte T-Lymphozyten haben Immunkompetenz.

9.2.2 Wann ist das Immunsystem HYPER- oder HYPO-aktiv?

Ein Immunsystem mit erniedrigten Lymphozyten ist HYPO-aktiv
Ein Immunsystem mit erhöhten Lymphozyten ist HYPER-aktiv
Sind die Lymphozyten in der Norm unterscheidet man zwischen:

- Adaptiv = die aktivierten T-Lymphozyten sind in der Norm
- Reaktiv = die aktivierten T-Lymphozyten sind über der Norm
- Sekundäre Hypo-Reaktivität = aktivierte T-Lymphozyten sind unter der Norm

Zusätzliche Faustregel:

1. Ist einer der folgenden Parameter erniedrigt ist das Immunsystem HYPO-aktiv
   - Lymphozyten (gesamt) oder erniedrigten
   - Aktivierten T-Lymphozyten
   - T3-Lymphozyten
   - T4-Lymphozyten
   - T8-Lymphozyten
   - T8z-Lymphozyten
   - B-Lymphozyten

2. Ist **KEINER** der obenstehenden Parameter erniedrigt, dann folgt:
   - Wenn einer oder mehrere der obenstehenden Werte erhöht ist, dann ist das Immunsystem HYPER-aktiv

Das nächste Beispiel zeigt ein Immunsystem nach der Behandlung mit Zytostatika (Chemotherapie). Bei Patienten mit starker Immunsuppression oder während einer Chemotherapie ist es nicht sinnvoll, eine Lymphozytentypisierung zu machen, denn das Immunsystem ist immer höchst hyporeaktiv, weil eine Chemotherapie fast alle Leukozyten zerstört. Da das Immunsystem relativ träge ist, benötigt es fast 6 Monate, bis es sich wieder erholt hat. Erst dann können mittels der Lymphozytentypisierung wieder bestimmte Merkmale sichtbar gemacht werden. Mit einer Typisierung sollte daher so lange gewartet werden, nicht jedoch mit der Therapie für ein defizitäres Immunsystem.

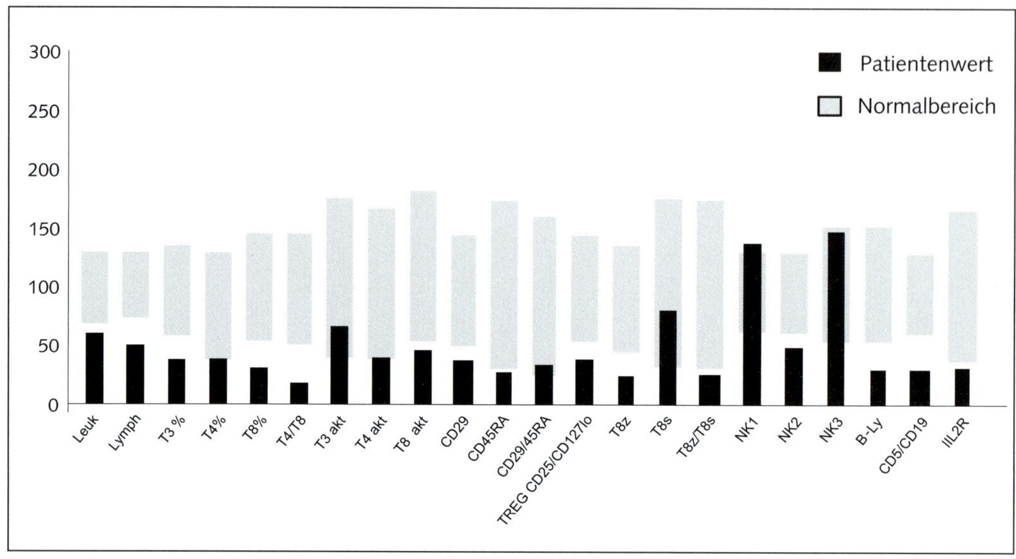

Abb. 11 defizitäres Immunsystem

9.3 Bedeutung der Lymphozyten

Erst nachdem eine erste Unterscheidung zwischen hyper- oder hyporeaktivem Immunsystem vorgenommen wurde, sind die Untergruppen der Lymphozyten bedeutsam.

9.3.1 T3-Lymphozyten

T3-Lymphozyten sind unreife, noch nicht differenzierte Zellen. Aus ihnen werden B-Lymphozyten oder T4- und T8-Lymphozyten.

Eine Erhöhung der T3-Lymphozyten findet sich bei erhöhtem Bedarf an T4-, T8-Zellung und B-Lymphozyten. Sie sollen nicht erniedrigt sein, dies spräche für ein inaktives Immunsystem.

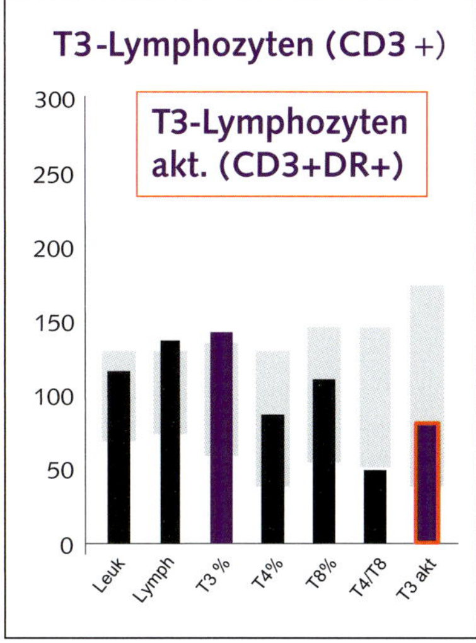

Abb. 12

▶ *Aktivierte T3-Lymphozyten*

T3akt sind aktivierte Lymphozyten in der Spät-/Folgephase. Die aktivierten T3-Lymphozyten besitzen HLA-II-Rezeptoren (HLA = Human Leucocyte Antigene) für die Antigen-Präsentation.

Die CD3+DR+ positiven Lymphozyten geben Hinweise auf die bestehende Aktivität des Immunsystems. Reduzierte Lymphozytenzahl bedeutet auch Reduktion des aktiven Immunsystems[43].

Eine Reduktion der T3-Lymphozyten sowie der aktivierten T3-Lymphozyten in Anwesenheit von viralen oder bakteriellen Prozessen entspricht einem Versagen der immunitären Antwort.

43 Fachlabor für Immunologie Dr. E. Walraph, D-18439 Stralsund

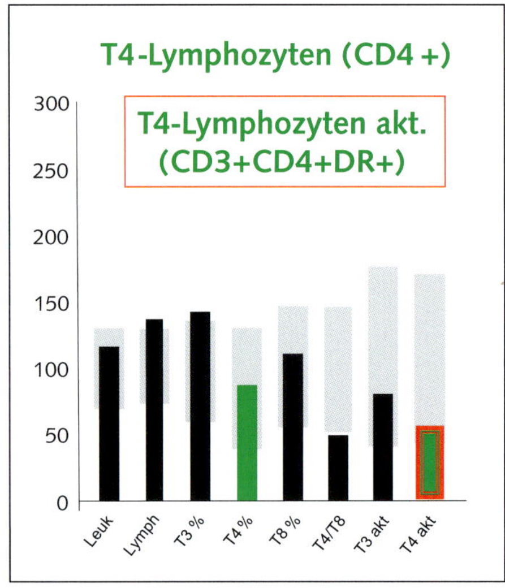

Abb. 13

9.3.2 T4-Lymphozyten

T4-Lymphozyten ruhen in den Lymphknoten und sind bereit für deren Aktivierung.

T4akt sind aktivierte T4-Lymphozyten sie sind in Kontakt mit der antigenpräsentierenden Zelle und einem Antigen sowie einem HLA-Molekül der Klasse II gekommen.

Eine hohe Anzahl von aktivierten T4-Lymphozyten spricht für ein virales Geschehen. Eine hohe Anzahl von naiven[44] T4-Lymphozyten mit einem niedrigen Anteil von aktivierte T4-Lymphozyten sprechen für einen bakteriellen Infekt oder eine allergische Reaktion.

Hohe Anteile von aktivierten T3- und T4-Lymphozyten finden sich z. B. bei Nonrespondern nach Impfungen als ein Hinweis auf eine hohe immunitäre Aktivität.

44 nicht aktivierte T-Lymphozyten werden auch „naive Zellen" genannt

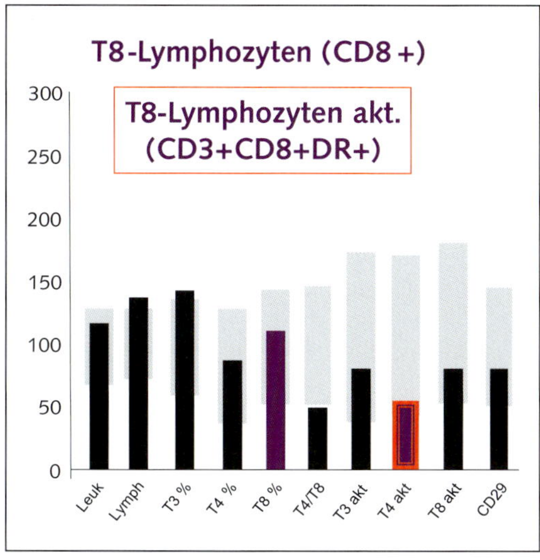

Abb. 14

9.3.3 T8-Lymphozyten

T8-Lymphozyten, die nicht aktiviert wurden, ruhen in den Lymphorganen.

Erniedrigte T8-Lymphozyten (siehe S. 82) bei gleichzeitiger Erhöhung von T4-Lymphozyten sprechen für einen bakteriellen Infekt, Parasiten oder eine allergische Situation.

Aktivierte T8-Lymphozyten sind in Kontakt mit der antigenpräsentierenden Zelle und einem Antigen sowie einem HLA-Molekül der Klasse I. Alle körpereigenen Zellen produzieren HLA der Klasse I.

Ein hoher Anteil aktivierter T8-Lymphozyten spricht für eine hohe immunitäre Aktivität in diesem Bereich.

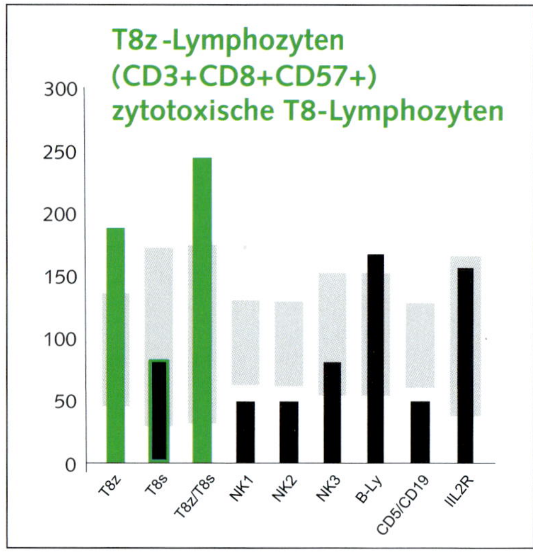

Abb. 15

9.3.4 T8z-Lymphozyten (CD3+CD8+CD57+)

Die zytotoxischen T8-Lymphozyten sind erhöht, wenn pathogene Zellen (z. B. Krebs) oder intrazelluläre Keime (v. a. Viren) vorhanden sind.

Wenn T8z-Lymphozyten erniedrigt sind bei gleichzeitiger Viruslast (z. B. EBV), ist die ein Zeichen von fehlender Immunkompetenz.

9.3.5 Killerzellen

Die Killerzellen sind vor allem für die Diagnostik wie auch für die Therapie bei Krebserkrankungen von Bedeutung. Bei Krebspatienten steigen die NK-Zellen insgesamt deutlich an.

Sie entstehen (siehe ▶ Abbildung 1, S. 27) aus der Nullzelle und sind zunächst weder T- noch B-Zellen.

Es werden sodann unterschieden:

1. Natürliche Killerzellen (NK)

Die NK-Zelle beschreibt einen Lymphozyten, der in der Lage ist, ohne vorherige Aktivierung ganz bestimmte pathogene Zellen aufzulösen.

Das Ziel einer NK-Zelle sind virusinfizierte Zellen sowie Krebszellen. Ihre zytotoxische Aktivität wird durch zwei Formen von Oberflächenrezeptoren reguliert: aktivierende und inhibierende Rezeptoren. Diese Rezeptoren interagieren mit Molekülen der HLA-Klasse I auf der Oberfläche der Zielzellen.

Der genaue Prozess der Zielzellenerkennung ist nicht geklärt. Eine NK-Zelle bindet mit einem Oberflächen-Glykoprotein an ein Glykoprotein der Zielzelle. Die Erkennung durch HLA-Klasse I setzt ein Signal und verhindert damit die Zerstörung der Zielzelle.

Zerstört werden jedoch Zellen, die eine NK-Zielzellenstruktur tragen, deren HLA-I-Komplex aber herunterreguliert ist. Dies geschieht bei manchen Tumorzellen oder virus-infizierten Zellen.

IL-2 und Interferone verstärken die Aktivität von NK-Zellen (sie aktivieren sie aber nicht!).

Man unterscheidet drei Klassen von NK-Zellen:

NK1-Zellen (CD57+)
Niedrige NK1-Zellen (CD57) dokumentieren das Ausmaß einer Immunsuppression bei chronischen Infekten. Insbesondere bei Borrelien-Infektionen können die NK1-Zellen als prognostischer Laborparameter gewertet werden.

NK2-Zellen (CD56+CD6+)
Die NK2-Zellen machen etwa 10 % der NK-Zellen aus. Sie befinden sich hauptsächlich in lymphatischem Gewebe und produzieren sehr schnell die Zytokine:

- IFNγ
- TNFα
- GM-CSF
- RANTES

NK3-Zellen (CD56+CD16+)
Die NK3-Zellen machen ca. 90 % der NK-Zellen aus und haben die höchste zytotoxische Aktivität. Sie steigen insbesondere bei viralen Infekten, so auch speziell bei HIV-Infekten, in welchen die T4-Lymphozyten oft stark erniedrigt sind. Bei chronischer Hepatitis-C-Infektion jedoch können die NK3-Zellen erniedrigt sein.

2. Lymphokinin-akivierte Killerzellen (LAK)

Lymphokinin-aktivierte Killer-Zellen sind Phagozyten mit einer HLA-unabhängigen zytotoxischen Aktivität gegen Tumorzellen.

9.3.6 B-Lymphozyten

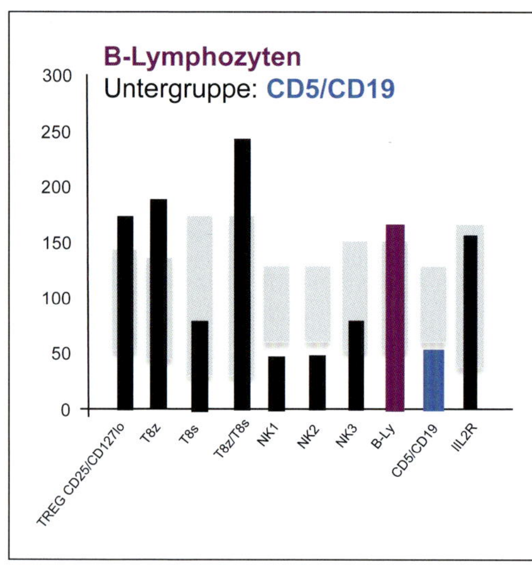

Abb. 16

B-Lymphozyten sind als einzige Lymphozyten in der Lage, spezifische Antikörper zu bilden.

Sie werden durch körperfremde Antigene aktiviert und können sich zu antikörperproduzierenden Plasmazellen oder zu Gedächtniszellen differenzieren. Die Bezeichnung „B-Lymphozyten" stammt ursprünglich von ihrem Bildungsort in der Bursa Fabricii bei Vögeln. Beim Menschen und einigen anderen Säugetieren entstehen die B-Zellen im Knochenmark.

B-Lymphozyten sind zunächst „Antigen-naiv", sie zirkulieren im Blut und befinden sich in den Lymphorganen.

Erst wenn das richtige Antigen an den B-Zell-Rezeptor bindet, beginnt der Prozess der Aktivierung. Das Antigen wird von B-Lymphozyten aufgenommen, zerlegt und zusammen mit HLA-Klasse-II-Molekülen wieder als Komplex auf der Zelloberfläche exprimiert. Dieser Komplex wird von T-Lymphozyten erkannt werden, die daraufhin Zytokine produzieren, welche die B-Lymphozyten schließlich aktivieren.

Die aktivierten B-Lymphozyten wandern zu den Keimzentren in den Lymphknoten oder der Milz. Hier kommt es in den Lymphfollikeln zu einer starken Proliferation (Teilung) der Zellen, wobei die Genabschnitte, welche die anschließende Antikörperproduktion kodieren, einer sehr hohen Zellteilungsrate unterliegen. Dies führt zu einer sehr schnellen Auswahl des optimalen Antikörpers gegen ein eingedrungenes Antigen. Nicht mehr teilungsfähige B-Lymphozyten, die ihr reifstes Differenzierungsstadium erreicht haben und Antikörper sezernieren, nennt man „Plasmozyten". Diese sezernieren auch spezifische IgE-Antikörper (siehe Serum-Protein-Profil S. 86).

Ein kleiner Teil an aktivierten B-Lymphozyten differenziert sich zu B-Gedächtniszellen. Sie „speichern" die Antigeninformation, sodass beim zweiten Kontakt mit dem Antigen eine schnellere Immunantwort möglich wird.

Eine Vermehrung von B-Lymphozyten wird beobachtet bei:

- B-Zelllymphomen, bes. Chronisch Lymphatischer Leukämie (CLL),
- Multipler Sklerose,
- Morbus Basedow,
- Raucherinnen mittleren Alters (oft doppelkernige B-Lymphozyten),
- Progressiver Sklerose,
- Stresslymphozytose (nach Verletzungen, Kardialen Notfällen o. ä.),
- Rheumatoider Arthritis (unbehandelt, auch CD19/CD5-positive Untergruppe vermehrt),
- Männern mit Anti-Spermienantikörpern im Serum,
- RSV-Virus Bronchitis bei Kindern (auch die CD5+ bzw. CD10+ Untergruppen).

Eine Verminderung der B-Lymphozyten wird beobachtet bei:

- Hitzschlag (nach rel.),
- nach länger zurückliegender Milzentfernung (wird nicht von allen Studien bestätigt),
- nach intensivem Training (nur relativ, normalisiert sich nach 1h),
- nach intravenöser Immunoglobulin-G-Therapie,
- nach der Menopause (im Vgl. zur Prämenopause),
- bei alkoholischer Leberzirrhose,
- bei Leberkarzinom,
- bei Thymom,
- bei Eisenmangel.

B-Lymphozyten Untergruppe: CD5/CD19
Sind Teil der B-Lymphozyten und zeigen, wenn sie erhöht sind, eine Tendenz zu autoimmunen Erkrankungen an

9.3.7 Marker

Einige Lymphozyten stellen Marker für ganz bestimmte Entwicklungen innerhalb des Immunsystems und Prognosen dar oder sagen etwas aus über die Chronizität oder Aktivität einer Erkrankung.

▶ *Marker CD29*

Der Marker CD29 spielt eine Rolle bei den Mechanismen der Zelladhäsion. Auf den Lymphozyten des peripheren Blutes wird es sowohl auf den CD4+ (T4-Lymphozyten) als auch auf den CD8+ (T8-Lymphozyten) T-Lymphozyten exprimiert.

Als Aktivierungsmarker deutet CD29 auf eine lange anhaltende Aktivierung der T-Lymphozyten hin und wird auch als „very-late-activation"-Antigen bezeichnet.

Ein erhöhter CD29-Marker spricht für eine schon sehr lange andauernde Aktivierung, somit für einen langsamen, chronischen Prozess.

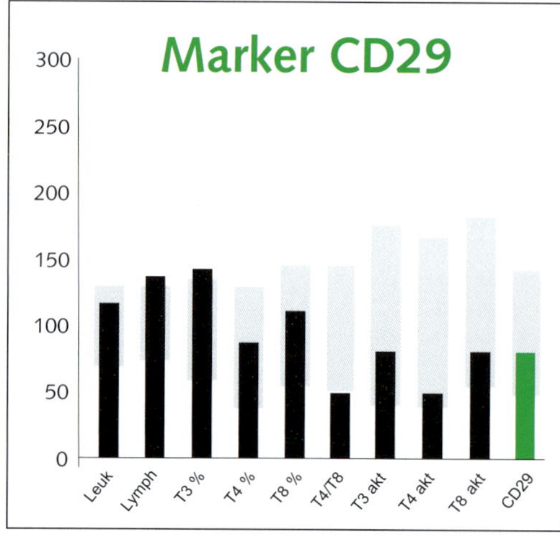

Abb. 17

▶ *Marker CD45RA*

Das CD45RA-Antigen befindet sich in circa 50 % der (CD4+) T4-Lymphozyten (CD4+) und in circa 75 % der T8-Lymphozyten sowie auf beinahe allen B-Lymphozyten und natürlichen Killer-Lymphozyten (NK). Ein selektiver Verlust von CD4+CD45RA+ wurde bei aktiver Multipler Sklerose beobachtet (Verlust des Antigens auf den T4-Lymphozyten).[45]

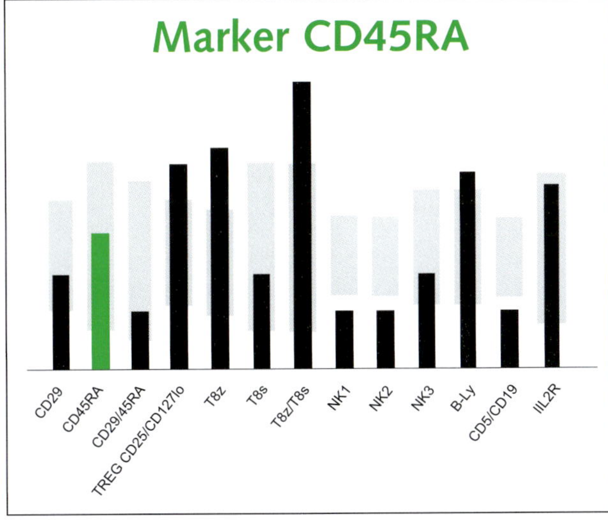

Abb. 18

9.3.8 T-regulatorische-Lymphozyten (CD4+-CD25+-T-reg)

Die regulatorischen T-Lymphozyten (T-reg) spielen eine wesentliche Rolle bei der Immuntoleranz. Darunter verstehen wir die Toleranz des Immunsystems bei der Unterscheidung von fremd oder eigen. Fremdes wird bekämpft, während Eigenes verschont bleiben sollte. Alles, was im embryonalen Zustand als fremd oder eigen erkannt wurde bleibt lebenslänglich als Information bestehen.

Die Immuntoleranz sollte in einem Gelichgewicht ruhen, sie verhindert, dass wir uns selbst zerstören. Befinden sich die T-reg in der Norm, sprechen wir von einer normalen Immuntoleranz. Je höher der Wert der T-reg ist, desto toleranter wird das Immunsystem.

45 Rose LM, Ginsburg AH, Rothstein TL, Ledbetter JA, Clark EA.: Selective loss of a subset of T helper cells in active multiple sclerosis. Proc Natl Acad Sci USA . 1985;82:7389-7393.
Sobel R., Hafler D., Castro E., Morimoto C., Weiner H. The 2H4 (CD45R) antigen is selectively decreased in multiple sclerosis lesions. J Immunol . 1988; 140:2210-2214.

Erhöhte T-reg können deshalb ein Anzeichen für vorhandene Krebszellen sein, denn das Immunsystem «toleriert» diese und wehrt sie nicht mehr ab.

Erniedrigte T-reg sind hingegen ein Hinweis auf ein autoimmunes Geschehen, denn dieses entsteht unter anderem durch einen Verlust der Immuntoleranz.
Die regulatorischen T-Lymphozyten produzieren Interleukin 10 (IL-10). Es wirkt antientzündlich, indem es überschiessende Reaktionen des Immunsystem verhindert. Es spielt somit eine wichtige Rolle bei der Limitierung und Beendigung einer Entzündungsreaktion und der Entwicklung einer Immuntoleranz.

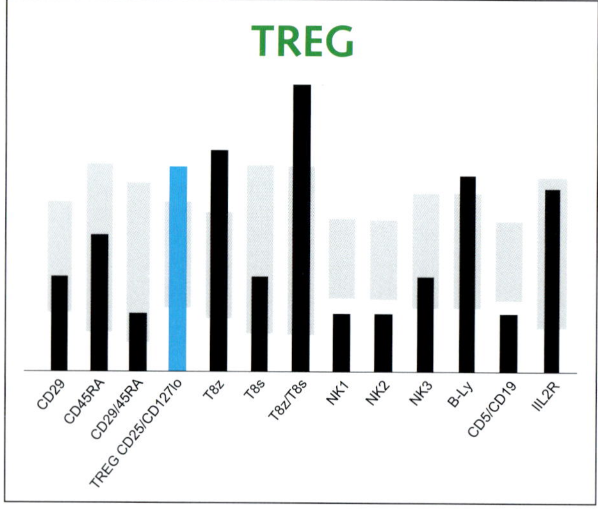

Abb. 19

9.3.9 Löslicher IL2-Rezeptor im Serum

Bekanntlich nehmen die T-Lymphozyten im Immunsystem eine zentrale Stellung ein. Sie sind für die Aufrechterhaltung der zellulären Immunität, u. a. gegenüber intrazellulär persistierenden Erregern (Viren, Bakterien, Parasiten sowie Krebszellen) verantwortlich.

Interleukin-2 (IL-2) ist das wichtigste Zytokin im Zusammenhang mit der T-Lymphozyten-Aktivierung. Es stimuliert T-Lymphozyten zur Teilung und befähigt sie, ihre Funktionen wahrzunehmen. Eine quantitative Messung von IL-2 im Serum hat aber keine diagnostische Relevanz gezeigt.

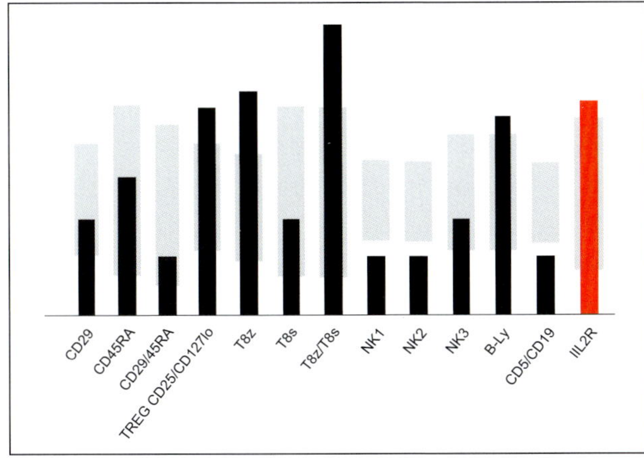

Abb. 26

„Zur Quantifizierung der lymphozytären Aktivierung steht heute der lösliche IL-2-Rezeptor zur Verfügung. Die Bindung von Interleukin-2 an den IL-2-Rezeptor auf der Lymphozytenoberfläche vermittelt den eigentlichen Aktivierungsreiz für den T-Lymphozyten.

IL-2- aktivierte Lymphozyten erhöhen die Anzahl der membrangebundenen IL2-Rezeptoren und geben gleichzeitig eine lösliche Form (solubler IL2-Rezeptor = sIL2R) in das Blut ab. Die Funktion des sIL2R besteht darin, überschüssiges IL-2 zu binden und es später wieder abzugeben (Depotwirkung). Der sIL2R ist im Serum gesunder Probanden auf niedrigem Niveau messbar und steigt bei einer Reihe von Erkrankungen mit T-zellulärer Aktivierung signifikant an. Im Gegensatz zu globalen Aktivierungsmarkern der Entzündung wie dem CRP oder der BKS zeigt der sIL2R spezifisch und schnell die Aktivierung der T-Lymphozyten des Patienten an und ist somit zur Diagnostik sowie zum Monitoring dieser immunologisch bedingten Erkrankungen gut geeignet."

Ein hoher IL2R weist somit auf eine hohe immunitäre Aktivität hin und ist damit auch ein Marker für autoimmune Erkrankungen.[46]

46 Quelle: http://www.imd-berlin.de/fachinformationen/diagnostikinformationen/loeslicher-il2-rezeptor-im-serum.html [abgerufen:21.11.201516.3.2021]

9.3.10 TH-17

T-Helfer-Lymphozyten 17 bilden die Interleukine IL-17 und IL-22.
IL-17 ist verantwortlich für autoimmune Erkrankungen. Es ist ein Entzündungsfaktor, der vor allem antimikrobiell bei der Abwehr von Pilzen eine wichtige Rolle spielt.
Das bisher akzeptierte, sehr strikte TH1/TH2-Modell wird mit TH-17 in Frage gestellt. TH17-Zellen sind zwar ähnlich den IFN-γ-produzierenden TH1-Zellen proentzündlich, es sind jedoch eher chronisch-entzündliche Immunprozesse. So werden effiziente TH1 (IFN-γ)-Immunantworten durch IL-17 unterdrückt, was zur Persistenz des Erregers oder Antigens und somit zur Chronifizierung der Immunreaktion (Chronische Infektion, Autoimmunerkrankungen) führt.

Die T-Helferzellen 17 (TH17) exprimieren auch IL-22, welches wahrscheinlich eine Rolle bei der Koordination sowohl der angeborenen wie auch der adaptiven Immunreaktion spielt. Wichtig ist daher die Balance zwischen T-reg und TH-17.

Bei erniedrigter Immuntoleranz (niedrige T-Reg und hohen TH-17) kommt es zu heftigen autoimmunen Reaktionen.

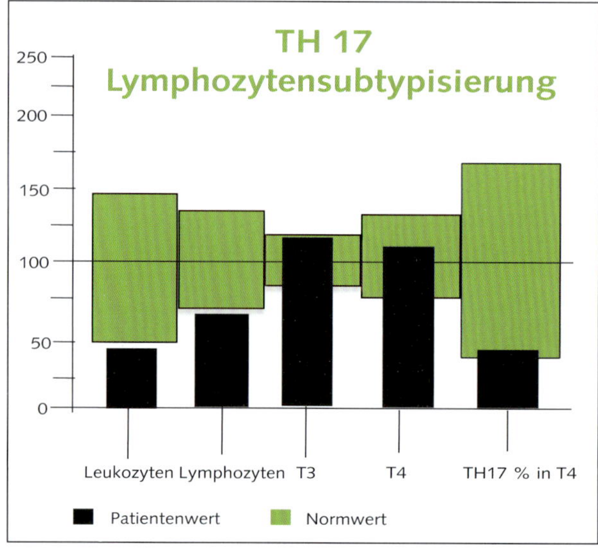

Abb. 20

TH-17/T-reg

Interessant ist es das Verhältnis von TH-17 und T-reg zu betrachten.
Die TH-17 und T-reg sollten sich in einer Balance befinden, ähnlich wie die TH1 und TH2.

TH-17 und T-reg verhalten sich antagonistisch, das heisst:

- Die Erhöhung der T-reg bewirkt eine Erniedrigung der TH-17 und umgekehrt.
- Die T-reg sind verantwortlich für die Immuntoleranz und somit die immunitäre Selbsttoleranz
- Eine Erhöhung verstärkt die Toleranz und reduziert gleichzeitig die TH-17 somit sinkt die Autoimmunität, jedoch nimmt die Gefahr eines cancerogenen Prozesses zu.
- Umgekehrt entspricht die Erniedrigung der T-reg einer reduzierten Toleranz, was autoimmunen Prozessen eigen ist. Gleichzeitig werden die TH-17 erhöht, was ebenso ein Anzeichen für autoimmune Erkrankungen ist.

9.3.11 TH1-/TH2-Zytokin-Status

Die Zytokine sind die Botenstoffe des Immunsystems (siehe S. 105). Je nach Verteilung und Freisetzung werden verschiedene Aufgaben durch das Immunsystem wahrgenommen. Es werden die wichtigsten Leit-Zytokine

der TH1-Antwort:

- IL-2
- IFN-gamma
- TNF-α

und der TH2-Antwort:

- IL-4
- IL-5
- IL-10 ermittelt.

TH1-Antwort:

Diese Zytokine sind an der zellulären Immunantwort beteiligt, die Aktivitäten der T-Lymphozyten wurden von ihnen stimuliert.

TH2-Antwort:

Diese Zytokine wirken insbesondere auf die humorale Abwehr, d.h. die Bildung von spezifischen Antikörpern und die Bildung und Vermehrung von B-Lymphozyten.

TH1/TH2

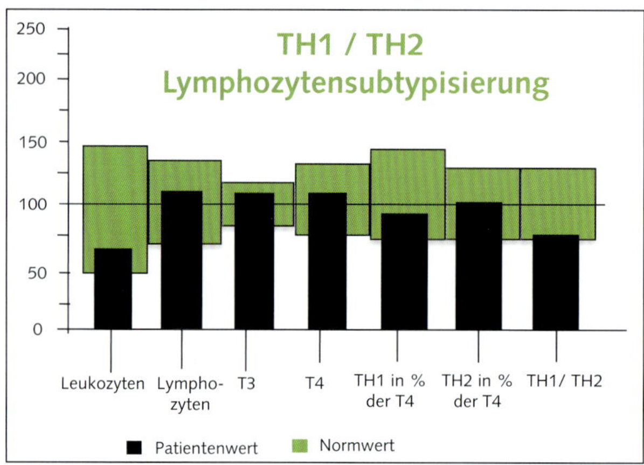

Abb. 21

TH1

Die TH1-Lymphozyten sind eine Subgruppe der T-Lymphozyten. Sie sind an der Regulation von entzündlichen Prozessen beteiligt, sowie bei der Abwehr von extrazellulären Erregern. TH1-Lymphozyten sind in Interaktion mit der Antigen-Präsentierenden Zelle und einem Molekül der HLA-Klasse II.

Die von TH1-Lymphozyten aktivierten Makrophagen bewirken über die Sekretion von Interleukin-12 eine Differenzierung von T-Lymphozyten zu TH1-Lymphozyten.

Interferon-γ (IFN-γ) ist das wichtigste Effektor- und zugleich wichtigste Zytokin der TH1-Lymphozyten. Es löst pro-inflammatorische Immunreaktionen aus. Die durch IFN-γinduzierten Prozesse dienen der effizienten Eliminierung eines intrazellulären Erregers (Viren, intrazelluläre Bakterien), können aber bei überschiessender oder inadäquater Reaktion auch gewebsschädigend wirken.

TH2

Die TH2-Lymphozyten sind ebenfalls eine Subgruppe der T-Lymphozyten. Sie übernehmen in erster Linie ausführende Funktion für den Antikörperklassen-Wechsel der B-Lymphozyten.

Neben der primären Aktivierung der B-Lymphozyten, können TH2-Lymphozyten über die Abgabe bestimmter Zytokine einen Isotypenswitch (Antikörperklassen-Wechsel) in B-Lymphozyten bewirken.

- IL-4 startet den Wechsel von IgM zu IgG1 und IgE
- IL-5 startet den Wechsel von IgM zu IgA

Zusätzlich aktiviert IL-5 eosinophile Granulozyten, wodurch den TH2-Lymphozyten eine wichtige Funktion in der Entwicklung von Allergien wie auch der extrazellulären Immunreaktion, insbesondere der parasitären Abwehr zukommt.

Interleukin-4 (IL-4) wird, wie auch Interleukin-5, von den TH2-Lymphozyten ausgeschüttet. Eine gesteigerte IL-4-Synthese spricht für ein Überwiegen der TH2-Immunantwort und tritt häufig bei Allergikern und einigen Autoimmunerkrankungen auf. Auch bei verschiedenen chronischen Infektionen tritt im fortgeschrittenen Stadium ein TH2-Shift ein.

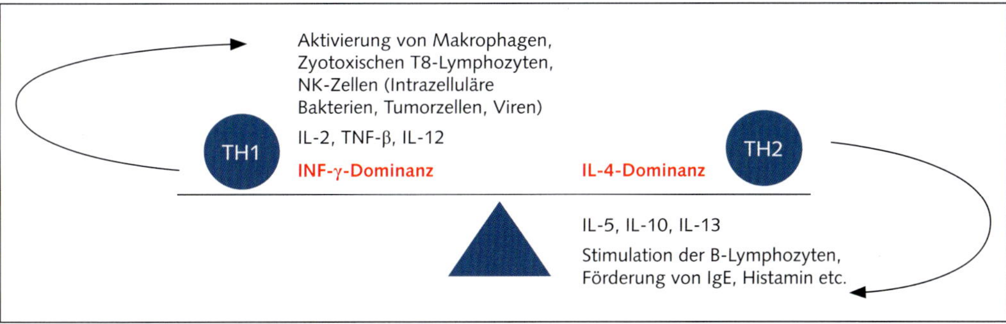

Abb. 22

TH1/TH2-Verhältnis

Nach einem Antigenkontakt werden die T-Lymphozyten zu Proliferation und Differenzierung in TH1 oder TH2 veranlasst. Sie produzieren dann je nach Unterart (TH1 oder TH2) verschiedene Zytokine, die B-Lymphozyten bzw. Plasmazellen zu einer Produktion unterschiedlicher Klassen Immunglobuline veranlassen. TH1-Lymphozyten setzen als wichtigstes Zytokin IFN-gamma frei, welches zur Produktion von IgG-Klassen 1–3 führt. Die TH1-Reaktion dient der Abwehr bakterieller oder viraler Infekte.

TH2-Lymphozyten produzieren IL-4 und IL-5. IL-4 regt die B-Lymphozyten zur Bildung von IgE und IgG-Klasse-4 an.

IL-5 führt zur Aktivierung der eosinophilen Granulozyten sowie zu einer vermehrten IgA-Bildung durch B-Lymphozyten. Damit tritt eine TH2-Reaktionslage bei allergischen Erkrankungen und parasitären Infektionen auf.

9.4 Besondere Aspekte

9.4.1 Verhältnis T4/T8

Die Kathedralen sind abstrakte Gebilde. Sie dienen dazu, bestimmte wiederkehrende Konstellationen innerhalb der grafischen Darstellung der Lymphozytentypisierung zu veranschaulichen.

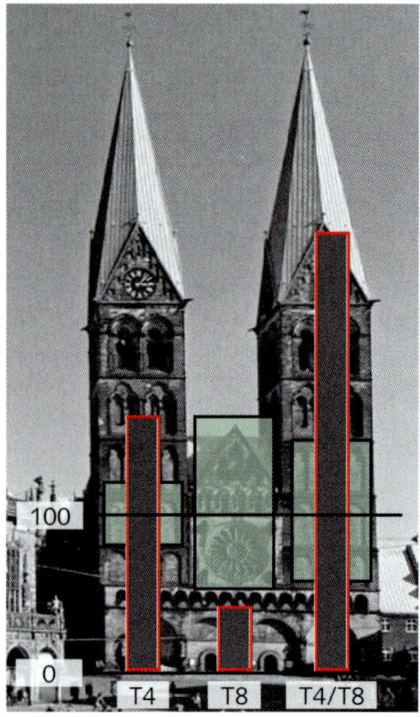

Abb. 23

Die Kathedralen umschreiben in Form von Säulen bildhaft das Verhältnis von zwei bestimmten T-Lymphozyten zueinander. Aus den beiden Einzelwerten ergibt sich durch Verhältnisbildung ein dritter Wert. Je größer dabei der Unterschied zwischen den Säulen der Einzelwerte ist, umso höher ist ihr Verhältnis. Die Säule, die dieses Verhältnis darstellt, schießt schließlich bis in die Kirchturmspitze hinauf. Im Immunstatus können folgende Kathedralen-Darstellungen erkannt werden.

9.4.2 Verhältnis T8z/T8s

Dargestellt sind die Säulen für die Einzelwerte T4-Lymphozyten und T8-Lymphozyten sowie deren Verhältnis T4/T8 (siehe ▶ Abbildung 23, S. 82).

Zeigt sich das Bild einer Kathedrale (T8-Lymphozyten erniedrigt, T4-Lymphozyten erhöht), weist dies auf eine Störung bakteriellen, parasitären, allergischen oder mykotischen Ursprungs hin (extrazellulär). Es betrifft die HLA der Klasse II.

Wenn jedoch die T4-Lymphozyten niedriger sind als die T8-Lymphozyten, kann eine schlechte Regulation eines (extrazellulären) Infekts vorliegen. Das Verhältnis von T4- und T8-Lymphozyten zueinander, kann dann die Form eines Podests, einer Treppe oder eine Pyramide annehmen.

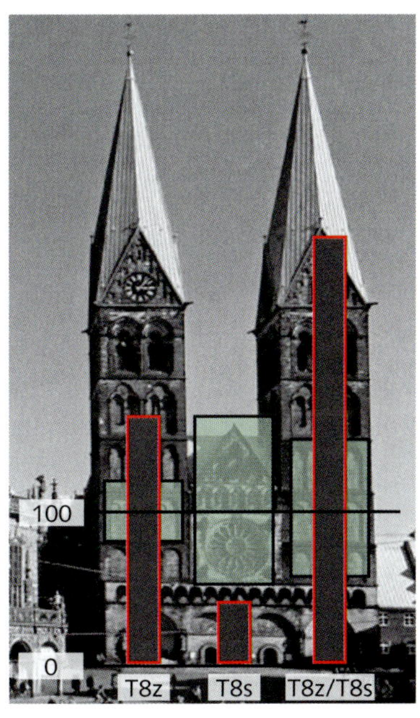

Abb. 24

Kathedrale in den T8z und T8s
Dargestellt sind die Säulen für die Einzelwerte der zytotoxischen T8-Lymphozyten (T8z) und der T8-Suppressorzellen (T8s) sowie deren Verhältnis (siehe ▶ Abbildung 24).

Dieses Bild weist auf eine Störung viralen oder intrazellulären Ursprungs hin und betrifft die HLA der Klasse I. Die T8s-Lymphozyten sind stark vermindert, während die T8z-Lymphozyten stark erhöht sind. Dies entspricht einer immunkompetenten Reaktion auf vor allem Viren und auch andere intrazellulären Erreger sowie auch Krebszellen.

Bei einer immunitären Inkompetenz steigen die T8-Suppressorzellen, und die zytotoxischen T8-Lymphozyten bleiben erniedrigt. Das Verhältnis von T8z und T8s zueinander, kann dann die Form eines Podests, einer Treppe oder eine Pyramide annehmen. Dies entspricht einer schlecht regulierten viralen Infektion oder einer Präkanzerose (ohne Abbildung).

9.5 Onkologische Aspekte

Bei einer immunitären Inkompetenz steigen die T8-Suppressorzellen, und die zytotoxischen T8-Lymphozyten bleiben erniedrigt. Dies entspricht einer schlecht regulierten viralen Infektion oder einer Präkanzerose (dies entspricht dem Bild einer Pyramide, ohne Abbildung).

Der Onkologe Dr. Gerhard Hubmann in Wien hat sich intensiv mit onkologischen Bildern im Immunstatus beschäftigt. Er kommt zu folgendem Schluss:

„Wenn T8-Lymphozyten oder/und T8s-Lymphozyten hochgefahren sind, was einem Plateau oder Treppe entspricht, gibt das System Gas mit angezogener Handbremse.

Wenn dies lediglich in einem Schenkel in den T8- oder T8s- Lymphozyten geschieht, so handelt es sich um eine alte Erregerbelastung.

Wenn jedoch beide Schenkel T8-Lymphozyten und T8s-Lymphozyten ansteigen, so erscheinen diese als „Vampirzähne“ (siehe ▶ Abbildung 25, S. 85), dies ist ein Hinweis auf eine sehr tief sitzende Blockade der Abwehr des gesamten Systems, was die Selbstregulation behindert. Die ‚Effektorzellen‘ werden durch ‚Suppressorzellen‘ behindert.

Wenn zwei Pyramiden (Umkehr der Kathedrale) auftreten – im viralen und bakteriellen Bereich –, kann dies ein Hinweis auf eine psychoimmunologisches Geschehen sein.“

Wenn sowohl extra- wie intrazelluläre Blockaden vorliegen, so ist dies zunächst ein Hinweis auf ein Trauma, dem nachgegangen werden sollte.
Wenn dann auch noch die T-regulatorischen-Lymphozyten steigen (siehe S. 75), ist die Immuntoleranz erniedrigt, das heisst, pathogene Zellen werden nicht mehr so gut erkannt und angegriffen.

Hier wird ersichtlich, wie aus einem zunächst emotionalen oder psychischen Ereignis, nach Jahren ein onkologisches Geschehen entstehen kann. Die Mikroimmuntherapie bietet somit sehr gute Möglichkeiten der Entwicklung von Krebs vorzubeugen.

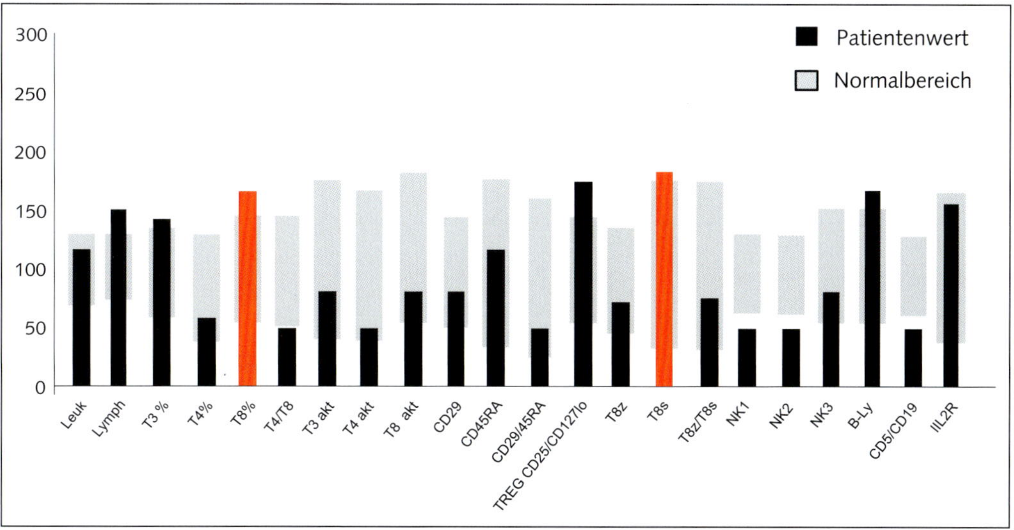
300
250
200
150
100
50
0
Patientenwert
Normalbereich
Leuk
Lymph
T3 %
T4%
T8%
T4/T8
T3 akt
T4 akt
T8 akt
CD29
CD45RA
CD29/45RA
TREG CD25/CD127lo
T8z
T8s
T8z/T8s
NK1
NK2
NK3
B-Ly
CD5/CD19
IIL2R

Abb. 25

10 Serumproteinprofil

Eine weitere Laboranalyse, die die Mikroimmuntherapie heranzieht, ist das sogenannte „Serumproteinprofil".[47]

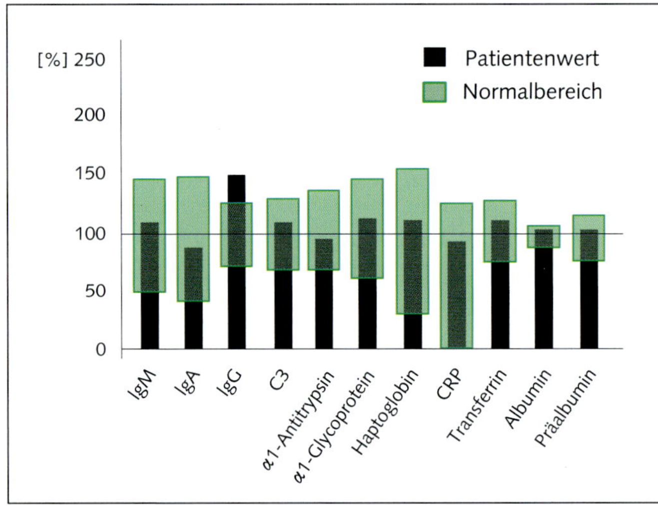

Abb. 27

Die ▶ Abbildung 27 zeigt ein Beispiel eines Patienten-Serum-Proteinprofils. Dafür werden folgende Parameter bestimmt:

- Immunglobuline IgA, IgM, IgG,
- C3-Komplement,
- Alpha-1-Antitrypsin,
- saures Alpha-1-Glykoprotein,
- Haptoglobin,
- CRP,
- Transferrin,
- Albumin,
- Präalbumin.

Für die Interpretation von Serum-Proteinprofilen gelten folgende Richtlinien:

- Immunglobuline sind Antikörper.
- Sie sind erhöht bei subakuten oder chronisch entzündlichen Erkrankungen und autoimmunen Erkrankungen. Isoliert erhöht sind sie bei einer monoklonalen Gammopathie, wohinter aber auch ein schwelendes multiples Myelom stecken könnte.
- Immunglobuline sind vermindert bei angeborenem oder erworbenem Antikörper-Mangel durch beispielsweise immunsuppressive Therapie, hämatologische Systemerkrankungen oder renalen Proteinverlust.

47 Quelle: http://www.imd-berlin.de/fachinformationen/diagnostikinformationen/loeslicher-il2-rezeptor-im-serum.html [abgerufen: 16.3.2021]

10.1 Immunglobuline A (IgA)

Immunglobuline A (IgA) sind Antikörper, welche insbesondere in Körpersekreten zu finden sind: an Schleimhäuten (Darm), im Speichel und in den Verdauungssäften, in Tränenflüssigkeit, Magensaft, im Nasenschleim und in Lungensekreten, wohl auch in der Synovia (Gelenkschmiere), im Lungensekret und in der Muttermilch. Hohe IgA-Konzentrationen in der Muttermilch sind Schutz vor Brech- bzw. Durchfallerkrankungen des Säuglings.

Erhöhung von IgA bei:

- Infekten, die Schleimhäute betreffen,
- Leberschädigung, Leberzirrhose (bes. wegen Alkohol oder anderen Giften),
- Sarkoidose
- Morbus Crohn,
- Rheumatoider Arthritis,
- Glomerulonephritis,
- Plasmozytom (= Multiples Myelom).

Verminderung von IgA bei Immunschwächekrankheiten:

a) Eine primäre Immunschwäche (eigenständige Krankheit) ist eine meist angeborene Immunschwäche.

b) Die sekundäre Immunschwäche wird durch eine andere Krankheit verursacht und ist deshalb viel häufiger als die primäre.

Ursachen können sein:

- Maligne Tumoren,
- Leukämien, Lymphdrüsenkrebs, Multiples Myelom,
- Medikamente, wie Kortison und Chemotherapie, Immunsuppressiva, z. B. Zyklosporin,
- Bestrahlungen,
- Eiweißverluste über den Darm
- Eiweißverluste über die Niere – Nephrotisches Syndrom,
- Verbrennungen (großflächige; Eiweiß und weiße Blutkörperchen gehen verloren),
- extreme Mangelernährung.

10.2 Immunglobuline M (IgM)

Bei einem Primärinfekt (erstmaliger Kontakt des Immunsystems mit einem Erreger) werden zuerst IgM-Antikörper gebildet, später dann auch IgG.

IgG bleiben länger nachweisbar, während IgM wieder verschwinden. Sie geben uns einen Hinweis darauf, ob es sich um einen frisch erworbenen Infekt handelt.

Erhöhung von IgM:

- bei Infektionen, insbesondere in der Akutphase. Bleibt IgM länger erhöht, kann das für einen Übergang in eine aktive Dauerinfektion (chronisch aktive Infektion) sprechen.
- seltener bei Sarkoidose
- bei Erkrankungen der Leber (inkl. Infektionen),
- Leberzirrhose, Hepatititiden in der Akutphase,
- bei lymphatischen Krebserkrankungen,
- bei Morbus Waldenström,
- Beim Neugeborenen ist die Erhöhung von IgM ein Hinweis auf eine Erkrankung des Säuglings, IgG jedoch stammen von der Mutter.

Verminderung von IgM bei Immunschwächekrankheiten:

a) Primäre angeborene Immunschwäche
b) Die sekundäre Immunschwäche wird durch eine andere Krankheit verursacht und ist deshalb viel häufiger als die primäre.

Ursachen können sein:

- Maligne Tumoren,
- Leukämien, Lymphdrüsenkrebs, Multiples Myelom,
- Medikamente, wie Kortison und Chemotherapie, Immunsuppressiva,
- Bestrahlungen,
- Eiweißverluste über den Darm,
- Eiweißverluste über die Niere – Nephrotisches Syndrom,
- Verbrennungen (großflächige; Eiweiß und weiße Blutkörperchen gehen verloren),
- extreme Mangelernährung.

10.3 Immunglobuline G (IgG)

Die Immunglobuline G (Ig G) machen den größten Teil der Immunglobuline aus, denn sie bleiben oft ein Leben lang nach einem Infekt und entsprechen dem Antikörper-Gedächtnis des Immunsystems.

IgG sind die einzigen Antikörper, die placentagängig sind, d. h., sie gehen von der Mutter auf das Ungeborene über, was das Kind in den ersten Lebenswochen schützt.

Erhöhung von IgG bei:

- chronischen Entzündungen,
- autoimmunen Erkrankungen,
- Lymphomen: Hodgkin und Non-Hodgkin
- Plasmozytom (= Multiples Myelom)

Verminderung von IgG (Immunoglobulin G) bei Immunschwächekrankheiten:
a) Primäre angeborene Immunschwäche
b) Die sekundäre Immunschwäche wird durch eine andere Krankheit verursacht und ist deshalb viel häufiger als die primäre.

Ursachen können sein:
- Maligne Tumoren,
- Leukämien, Lymphdrüsenkrebs, Multiples Myelom,
- Medikamente, wie Kortison und Chemotherapie, Immunsuppressiva,
- Bestrahlungen,
- Eiweißverluste über den Darm
- Eiweißverluste über die Niere – Nephrotisches Syndrom,
- Verbrennungen (großflächige; Eiweiß und weiße Blutkörperchen gehen verloren),
- extreme Mangelernährung,
- Virusbelastung, z. B. EBV, Masern, Röteln.

10.4 C3-Komplement

C3-Komplement ist ein positives Akut-Phase-Protein, welches zur unspezifischen Immunabwehr gehört.

Es ist erhöht bei akuten Entzündungen und Infekten.

Es ist vermindert bei Komplementverbrauch, z. B. bei Immunkomplexerkrankungen:
- Glomerulonephritis,
- Systemischem Lupus Erythematodes (SLE) und
- bei angeborenem Komplementmangel.

10.5 Alpha-1-Antitrypsin

Alpha-1-Antitrypsin ist ebenso ein Akut-Phase-Protein.

Eine Erhöhung des Alpha-1-Antitrypsin-Wertes tritt auf bei:
- akuten Schüben von chronisch entzündlichen Prozessen,
- Tumoren (insbesondere Bronchial-Karzinom),
- Schwangerschaft oder einer Östrogenbehandlung.

Eine Erniedrigung des Alpha-1-Antitrypsin-Wertes tritt auf bei:
- ererbtem Alpha-1-Antitrypsinmangel,
- Ikterus prolongatus bzw. Hepatitis des Neugeborenen,
- Leberzirrhose,
- Lungenemphysem.

10.6 Haptoglobin

Das Haptoglobin ist ein weiteres Akut-Phase-Protein.

Es ist vermindert bei:
- Intravasaler Hämolyse,
- angeborenem Haptoglobinmangel.

Es ist erhöht bei:
- akuter Entzündung.

10.7 C-reaktives Protein (CRP)

CRP wird als unspezifischer Entzündungsparameter unter anderem zur linearen (je höher der Wert, desto größer die Entzündung) Beurteilung des Schweregrades entzündlicher (bakterieller akuter) Erkrankungen herangezogen. Grundsätzlich folgt die CRP-Konzentration im Plasma der Krankheitsaktivität mit einer Verzögerung von 12 bis 24 Stunden. Die Expression von CRP wird durch Interleukin 6 (IL-6) angeregt.

Bei viralen Infekten ist die CRP-Konzentration wenig oder nicht erhöht.

10.8 Transferrin

Transferrin ist ein Glycoprotein, welches hauptsächlich dem Eisentransport dient.

Transferrin ist erhöht bei Eisenmangel.

Es ist vermindert bei:
- akuter Entzündung,
- renalem Proteinverlust und Eisenüberladung
- sowie bei Lebererkrankungen und Leberinsuffizienz.

10.9 Albumin

Albumin dient vor allem der Aufrechterhaltung des kolloidosmotischen Drucks. Albumine sind auch in Milch, Eiern und Weizen zu finden.

Albumin ist vermindert bei:

- Synthesestörungen der Leber wie Leberinsuffizienz und Leberzirrhose,
- Proteinverlustsyndromen, wie erhöhtem Verlust über die Nieren oder den Darm.

Erhöhte Albuminwerte sind klinisch nicht relevant.

10.10 Präalbumin

Synonyme: Transthyretin, Thyroxin bindendes Präalbumin, TBPA, TTR. Präalbumin korreliert gut mit dem Ernährungszustand einer Person.

Es ist erniedrigt bei:

- Tumorerkrankungen,
- Leberzirrhose,
- Proteinverlust,
- Malabsorption,
- Östrogeneinnahme,
- Zinkmangel,
- Mangelernährung,
- akuter Entzündung.

Es ist erhöht bei:

- Einnahme von Ovulationshemmern,
- Hypothyreose,
- Cortisoneinnahme,
- Einnahme von Anabolika oder androgenen Steroiden,
- Alkoholvergiftung.

10.11 Immunglobuline E (IgE)

Für den Nachweis einer Allergie empfiehlt es sich, zusätzlich den Gesamt-IgE-Wert zu bestimmen, da dieser bei Allergien von großer diagnostischer Relevanz ist. IgE ist auch bei Endoparasiten erhöht.

11 HLA-Typisierung

HLA sind Humane Leukozyten-Antigene. Diese sitzen auf der Oberfläche von antigenpräsentierenden Zellen wie dendritischen Zellen und sind verantwortlich dafür, körpereigenes Gewebe von körperfremdem zu unterscheiden. Erkennen die HLA Gewebe als körperfremd, so wird das Immunsystem aktiviert – insbesondere T-Lymphozyten, die die fremden HLA erkennen und an sich binden. In der Folge der Immunabwehr kommt es zur Abstoßung des betreffenden Gewebes. Forscher entdeckten die HLA daher auch bei Untersuchungen zur Gewebetransplantation. Zunächst führten Wissenschaftler den englischen Begriff „MHC"[48] ein (major histocompatibility complex, Haupthistokompatibilitätskomplex).

Gewebe wird als fremd erkannt und zerstört, wenn die HLA-Merkmale von Spender und Empfänger zu stark voneinander abweichen. Unter bestimmten Umständen wird aber auch Eigengewebe als fremd erkannt, obwohl die HLA zusammenpassen und keine Immunreaktion ausgelöst werden dürfte. Das Immunsystem richtet sich gegen körpereigenes Gewebe und zerstört es. Es kommt zu autoimmunen Reaktionen.

Auch zur Erkennung von Erregern zeigt die antigenpräsentierende Zelle dem Immunsystem ein HLA-Merkmal – zusammen mit einem Antigen. Wenn das HLA-Merkmal nicht passt, also nicht übereinstimmt, handelt es sich um Fremdgewebe, das bekämpft werden muss (siehe Transplantation). Bei intrazellulären Infekten sieht das etwas anders aus: Im Zuge der Immunantwort werden hier immer infizierte körpereigene Zellen mit passendem HLA-Merkmal zerstört. Die Art der HLA bestimmt dabei, in welcher Form das genau passiert. Auch dieser Vorgang ist eine autoimmune Reaktion.

Die HLA-Typisierung ermöglicht es, autoimmune Tendenzen zu erkennen, denn ganz bestimmte HLA-Merkmale sind mit bestimmten Autoimmunerkrankungen assoziiert. Wissenschaftler konnten bereits etliche erkrankungsassoziierte HLA identifizieren (siehe Tabelle S. 95). Noch immer gelingt es ihnen, weitere zu identifizieren. Auch wenn das HLA-Muster einen Anhaltspunkt dafür liefert, ob und an welcher Autoimmunerkrankung ein Patient leiden könnte, so gilt es zu beachten: Die HLA-Typisierung ermittelt nur ein relatives Risiko für den Ausbruch einer assoziierten Erkrankung und ist deshalb kein sicheres diagnostisches Mittel.

48 Da alle Wirbeltiere über MHC-Komplexe verfügen, wurde später – zum Zweck der Unterscheidung – für das menschliche MHC der Begriff „HLA" geprägt (englisch: human leukocyte antigen).

11.1 Nomenklatur

Die Bezeichnung eines HLA[49] setzt sich zusammen aus:

- der Abkürzung HLA,
- einem Bindestrich,
- einem oder zwei Buchstaben für den Isotyp oder Genort (z. B. HLA-B oder HLA-DR),
- bei Klasse-II-Genen dem Buchstaben A oder B zur Kennzeichnung des Gens für die α - oder β-Kette (z. B. HLA-DRB),
- bei Klasse-II-Genorten mit mehreren Genen,
- einer Ziffer (z. B. HLA-DRB3 für das 3. Gen am Genort HLA-DRB),
- einem Sternchen (*) als Separator,
- einer Allelgruppen-Nummer, die die spezifische Antigenvariante bezeichnet (z. B. HLA-B*27),
- einem Doppelpunkt als Separator,
- einer Zahl, die die Variante (das Allel) des Proteins angibt (z. B. HLA-B*15:01),
- einem weiteren Doppelpunkt als Separator,
- einer Zahl, die eine Variante mit synonymer Nukleotidsubstitution angibt (z. B. HLA-B*15:01:01),
- einem weiteren Doppelpunkt als Separator,
- einer Zahl, die Varianten in nichtcodierenden Sequenzen (Introns) angibt (z. B. HLA-B*15:01:01:02),
- einem Buchstaben als Suffix, der Auffälligkeiten bei der Expression codiert (siehe Tabelle; z. B. HLA-B*15:01:01:02N für eine nicht exprimierte Variante).

Es gibt zwei Klassen HLA:

1. Klasse-I-Antigene (Subklasse Ia: HLA-A, HLA-B, HLA-C; Subklasse Ib: HLA-E, HLA-F, HLA-G) Stand Ende 2105 sind 10,297 HLA-Klasse I Allele bekannt.
2. Klasse-II-Antigene (HLA-DM, -DO, -DP, -DQ, -DR) es sind Ende 2015 3,543 HLA-Klasse II Allele bekannt.

Die Klasse I wird zusammen mit einem intrazellulären Prozess (viral, oder kanzerös) den T8z-Lymphozyten präsentiert. Die Klasse II wird von der antigenpräsentierenden Zelle den T4-Lymphozytenen präsentiert.

Bei der HLA-Typisierung handelt es sich um eine genetische Diagnostik. Wer Gendiagnostik durchführt, muss sich an gesetzliche Richtlinien halten. In Deutschland ist seit dem 1.2.2010 ein neues Gendiagnostikgesetz (GenDG) in Kraft – die Richtlinien wurden darin nochmals verschärft.

49 Quelle http://hla.alleles.org/ [abgerufen 12.12.2015]

Eine genetische Untersuchung darf nur durchgeführt werden, wenn die Patienten schriftlich darin einwilligen. Für Therapeuten besteht Aufklärungspflicht. Das heißt, bevor der Patient einwilligt, muss er über die Art, den Zweck und die möglichen Risiken der Untersuchung unterrichtet worden sein. Das Gesetz schreibt ferner vor, dass den Patienten nach der Untersuchung eine entsprechende Beratung anzubieten sei. Zudem fordert es, die Patienten-Proben nach der Analytik sofort zu vernichten. Die Untersuchungsdaten allerdings müssen 10 Jahre lang aufbewahrt werden.

Die Mikroimmuntherapie verwendet die HLA-Typisierung nicht zur Erkennung oder Früherkennung von Krankheiten und Risiken, sondern nutzt sie, um daraus ein Therapeutikum herstellen zu lassen. Von daher wäre es Ihnen als Therapeut möglich, eine Verzichtserklärung unterschreiben zu lassen. Die Patienten verzichten damit auf eine Erklärung des Resultats und wünschen lediglich die Therapie. Da mit der HLA sowieso keine gesicherte Erkrankung, sondern nur ein relatives Risiko für deren Ausbruch erkannt wird, darf eine HLA-Typisierung mit gutem Gewissen angefordert werden. Der Therapeut sollte jedoch seine Patienten vor einer Untersuchung umfassend informieren. Formulare dazu gibt es z. B. unter www.medizinische-genetik.de oder bei Ihrem Fachlabor.

11.2 HLA-Merkmale und Krankheitsassoziation

Es gibt noch keine zuverlässige HLA-Datenbank, denn je nach ethnischer Zuordnung haben die HLA-Klassen eine andere Bedeutung. Bei Afrikanern, Asiaten, Kaukasiern oder auch indigenen Stämmen sind die einzelnen HLA-Merkmale verschieden zu deuten. Es gibt spezialisierte Labore, die aufgrund von bereits diagnostizierten Erkrankungen eine Zuordnung zu bestimmten HLA machen und ihre eigenen Datenbanken führen. Mediziner und Therapeuten verwenden die HLA-Merkmale eines Patienten erst seit Neuerem für die Diagnostik bestimmter Erkrankungen. Da davon auszugehen ist, dass Forscher künftig noch weitere krankheitsassoziierte HLA-Merkmale identifizieren, befinden sich auch die Datenbanken noch in der Entwicklung. Das folgende Beispiel ist deshalb unvollständig und gilt nur für weiße Europäer: Es soll einen kleinen Einblick geben, um innerhalb dieses Buchs zu erklären, wie die Zusammenhänge zwischen Krankheit oder Erreger und HLA interpretiert werden können.[50] (Es wird nur Ausschnitt der Tabelle in diesem Buch dargestellt).

50 Quelle: http://www.laborlexikon.ch/Lexikon/Infoframe/h/HLA-Typisierung.htm [abgerufen 16.3.2021]

53 Relatives Risiko (RR*) für Gentäger, die Erkrankung zu bekommen, im Vergleich zu Nicht-Genträgern

11.3 HLA-Tabelle

Krankheit	HLA-Antigen	RR*[53]
Orthopädie/Rheumatologie/Kollagenosen		
M. Bechterew	B27	87,4 mal erhöht
M. Reiter	B27	37,0 mal erhöht
reaktive Arthritis durch:		
Shigellen	B27	20,7 mal erhöht
Salmonellen	B27	17,6 mal erhöht
Yersinien	B27	17,6 mal erhöht
Gonokokken	B27	13,9 mal erhöht
Borrelien, Lymearthritis, chronische Form		
>12 Monate	DR2	5,0 mal erhöht
1–5 Monate	DR4	13,0 mal erhöht
	DR2+ DR4	22,0 mal erhöht
Psoriasisarthritis	B27	10,7 mal erhöht
	B38	9,1 mal erhöht
rheumatoide Arthritis	DR4	10,2 mal erhöht
juvenile rheumatoide Arthritis	DR8	9,0 mal erhöht
	DR5	3,3 mal erhöht
Lupus erythematodes	DR3	4,3 mal erhöht
	B8	4,6 mal erhöht
Lupus-Nephritis	DR2+ DQ1	14,0 mal erhöht
Sjögren-Syndrom	DR3	9,7 mal erhöht
Sarkoidose	B8	2,8 mal erhöht
	B13	3,1 mal erhöht
	B8+ B13	8,5 mal erhöht
Ophthalmologie		
Skleritis	B15	4,1 mal erhöht
akute Uveitis anterior	B27	10,4 mal erhöht

▶

Krankheit	HLA-Antigen	RR*[53]
diabetische Retinopathie	B8	4,0 mal erhöht
Neurologie		
Narkolepsie	DQ6*0602	130,0 mal erhöht
multiple Sklerose	DR2	4,1 mal erhöht
Schizophrenie	A9+ B27	11,9 mal erhöht
	A2+ A11	9,8 mal erhöht
Myasthenia gravis	A1	2,6 mal erhöht
	B8	3,0 mal erhöht
	DR3	2,9 mal erhöht
	DR5	2,6 mal erhöht
M. Alzheimer	B7	2,8 mal erhöht
	B7+ Cw3	28,0 mal erhöht
Nephrologie		
Goodpasture-Syndrom	DR2	15,9 mal erhöht
idiopathische membranöse Glomerulonephritis	DR3	12,0 mal erhöht
IgA-Nephropathie	DR4	5,5 mal erhöht
Hämatologie		
perniziöse Anämie	DR5	5,4 mal erhöht
Gastroenterologie		
Cholelithiasis (Gallensteine)	A19	131,0 mal erhöht
Hepatitis B, chronischer Verlauf	B35	158,0 mal erhöht
gesunde HbsAg-Träger	B41	11,2 mal erhöht
chronisch-aktive Hepatitis	B8+ DR3	13,9 mal erhöht
	DQ6*0603	14,0 mal erhöht
Hämochromatose	A3	6,7 mal erhöht
	B14	26,7 mal erhöht
	A3+ B14	90,0 mal erhöht

▶

Krankheit	HLA-Antigen	RR*[53]
Zöliakie	B8	11,0 mal erhöht
	DR3	10,8 mal erhöht
	DR7	11,9 mal erhöht
	DR3+ DR7	52,1 mal erhöht
	DQ2	36,4 mal erhöht
Endokrinologie		
Typ-I-Diabetes	DR3	5,8 mal erhöht
	DR4*0405	49,0 mal erhöht
	DQ2	38,0 mal erhöht
	DQ3	22,5 mal erhöht
	DR5	0,4 mal erhöht*
	DR15	0,2 mal erhöht*
	DQ7	0,1 mal erhöht
M. Addison	B8	3,9 mal erhöht
	DR3	6,3 mal erhöht
	DR3	6,3 mal erhöht
M. Basedow	B8	3,3 mal erhöht
	DR3	3,2 mal erhöht
Hashimoto-Thyreoiditis	DR4	3,1 mal erhöht
	DR5	3,2 mal erhöht
subakute Thyreoiditis	B35	13,7 mal erhöht
Dermatologie		
Psoriasis vulgaris	B13	4,7 mal erhöht
	B17	4,7 mal erhöht
	B37	6,7 mal erhöht
	Cw6	13,3 mal erhöht
Lichen planus	DR1	11,8 mal erhöht
	DQ1	5,3 mal erhöht
	A30	0,2 mal erhöht*

▶

Krankheit	HLA-Antigen	RR*[53]
M. Behçet	B51	6,3 mal erhöht
Dermatitis herpetiformis	B8	8,7 mal erhöht
	DR3	15,4 mal erhöht
Alopecia areata (kreisrunder Haarausfall)	B12	5,4 mal erhöht
Gravidität		
postpartum Thyreoiditis	DR4	5,3 mal erhöht
	DR5	3,2 mal erhöht
Atopien		
Aspirin-sensitives Asthma	DQ2	4,1 mal erhöht
Analgetika-Asthma-Syndrom	A1+ B8 + DR3	5,9 mal erhöht
Kreuzkraut-Allergie	B7	3,6 mal erhöht
Insulin-Allergie	B7	3,3 mal erhöht

*Ein relatives Risiko <1,0 bedeutet negative Assoziation = vermindertes Erkrankungsrisiko

Die HLA ist eine individuelle Darstellung einer Risikobereitschaft zur Entwicklung einer Krankheit. Weil sie so individuell und so einmalig ist – eine Übereinstimmung von HLA wird nur ganz selten gefunden – kann erklärt werden, weshalb ein und dasselbe Virus bei verschiedenen Individuen völlig verschiedene Krankheiten auslösen kann. Dieser Umstand macht es unmöglich, Krankheiten und Therapien statistisch zu erfassen. Durch die Bestimmung der HLA sind wir in der Lage, eine spezifische, auf den einzelnen Menschen zugeschnittene Therapie anzubieten.

Da die Forschung noch immer neue Zusammenhänge aufspüren und neue Erkenntnisse gewinnt, ist es sinnvoll, sich regelmäßig über den aktuellen Stand der Forschung zu informieren.

Mit zunehmenden Erkenntnissen in Genetik und Epigenetik, hat man erkannt, dass auch die HLA nichts Festgeschriebenes ist. Deshalb spricht man auch bei der HLA von Polymorphismus, also Varianten und nicht von genetischen Defekten. Es wurde zum Beispiel auch nachgewiesen, dass der Epstein-Barr-Virus durch Methylierung in der DNA in der Lage ist, die HLA zu seinen Gunsten zu beeinflussen, was vor allem bei onkologischen Erkrankungen (Nasopharynxkarzinom, Burkitt's Lymphom, Hodgkins Lymphom etc.) festgestellt werden konnte.[51]

Es werden immer alle HLA-Merkmale bestimmt und für die Therapie verwendet. Neben HLA, die Krankheiten auslösen, gibt es auch HLA, die vor Krankheiten schützen. So existiert beispielsweise ein HLA-Merkmal, das vor einer HIV-Infektion und somit vor AIDS schützt.[52] Dieses Merkmal wurde bei Untersuchungen entdeckt, die aufklären sollten, warum manche HIV-infizierten Menschen niemals oder erst sehr spät an AIDS erkranken. Vielen Therapeuten ist z. B. bekannt, dass HLA-B27 Krankheiten wie Morbus Bechterew begünstigt. Weniger bekannt ist, dass es auch mit Psoriasis assoziiert ist.

51 Singh S, Banerjee S. Downregulation of HLA-ABC expression through promoter hypermethylation and downmodulation of MIC-A/B surface expression in LMP2A-positive epithelial carcinoma cell lines. Sci Rep. 2020 Mar 25;10(1):5415. doi: 10.1038/s41598-020-62081-0. PMID: 32214110; PMCID: PMC7096436. [aufgerufen: 13. 3. 2021

52 Cruse JM., Brackin MN., Lewis RE., Meeks W, Nolan R., Brackin B.: HLA disease association and protection in HIV infection among African Americans and Caucasians. Quelle: http://www.ncbi.nlm.nih.gov/pubmed/1910527 [abgerufen 13.3.2021]

12 Autoantikörper

Unter „Autoantiköpern“ versteht man Antiköper, welche sich gegen körpereigenes Gewebe, Hormone oder Antikörper richten. Sind Autoantikörper vorhanden, so sind sie ein Hinweis auf Autoimmunerkrankungen.

Autoantikörper können sowohl zur Diagnostik als auch zur Kontrolle der Therapie herangezogen werden.

Die folgende Tabelle[53] zeigt Autoantikörper und deren Bezug zu autoimmunen Erkrankungen auf.

Autoantikörper	Autoimmune Erkrankung
Acetylcholin-Rezeptor-Antikörper	Myasthenia gravis
ANCA (ACPA, Granulozytencytoplasma)	Wegener-Granulomatose Vaskulitis Colitis ulcerosa Morbus Crohn primär-sklerosierende Cholangitis
AMA (Mitochondrien)	PBC (primäre biliäre Zirrhose) Lues
ANA/ENA-Antikörper (antinukleäre Antikörper)	Kollagenosen rheumatoide Arthritis autoimmune chronische Hepatitis Typ I
Becherzell-Antikörper	Colitis ulcerosa
Colonepithel	Colitis ulcerosa
ds-DNS-Antikörper (Doppelstrang-DNS)	Lupus erythematodes
Endomysium-Antikörper	Zöliakie/Sprue Dermatitis herpetiformis
epidermale Basalmembran	Pemphigoid
GADA (Glutamat-Decarboxylase-Antikörper)	Typ-1-Diabetes

►

53 http://www.laborlexikon.ch/Lexikon/Infoframe/a/Autoantikoerper.htm [abgerufen 13.3.2021]

Autoantikörper	Autoimmune Erkrankung
glatte Muskulatur (ASMA)	autoimmune chronisch-aktive Hepatitis Polymyositis primär biliäre Leberzirrhose
Gliadin-Antikörper	Zöliakie/Sprue Dermatitis herpetiformis
Glomerulus-Basalmembran-Antikörper	autoimmune Glomerulonephritis Goodpasture-Syndrom
Granulozyten-Cytoplasma-Antikörper (ANCA, ACPA)	Wegener-Granulomatose Vaskulitiden Colitis ulcerosa Morbus Crohn, primär-sklerosierende Cholangitis
Histon-Antikörper	medikamentöser LE SLE
IA2-AK (Tyrosin-Phospatase-Antikörper)	Typ-1-Diabetes
Inselzell-Antikörper	Typ-1-Diabetes
Insulin-Antikörper	Insulinresistenz bei insulinabhängigem Diabetes mellitus
Leber-Nieren-Mikrosomen-Antikörper (LKM)	Autoimmunhepatitis Typ II chronisch-aktive Hepatitis
Lebermembran-Antikörper	chronisch-aktive Hepatitis
Leber-spezifisches Protein (LSP,LSA)	akute Hepatitis chronisch-aktive Hepatitis primär biliäre Zirrhose
Nebennieren-Antikörper	M. Addison polyglanduläre Autoimmunität Typ1 NNR-Metastasen NNR-Einblutungen (z.B. Waterhouse-Friedrichsen-Syndrom)
Parietalzell-Antikörper (Magen)	perniziöse Anämie chronisch-atrophische Gastritis
Parotis-Antikörper	Sjögren-Syndrom
Peroxidase-Antikörper (Schilddrüse)	Autoimmunthyreoiditis (M. Hashimoto) Myxödem Schilddrüsenhyperplasie

►

Autoantikörper	Autoimmune Erkrankung
Phospholipid-Antikörper (ACLA)	primäres Anti-Phospholipid-Syndrom (APLS) sekundäres APLS (SLE, Kollagenosen)
Rheuma-Faktor, Cyclische Citrullin Peptid-Antikörper	rheumatoide Arthritis chronische Lebererkrankungen Sarkoidose interstitielle Lungenerkrankungen EBV-Infektion Tuberkulose Lues nach Impfung Nach Transfusion
Skelett-Muskel-Antikörper	Myasthenia gravis Thymom Polymyositis
Speicheldrüsen-Antikörper	Sjögren-Syndrom
ss-DNS (Einzelstrang-DNS)	SLE medikamenteninduzierter LE rheumatoide Arthritis
Stachelzelldesmosomen	Pemphigus vulgaris
Spermatozoen-Antikörper	Infertilität
Thyreoglobulin-Antikörper (TAK)	Hashimoto-Thyreoiditis Myxödem Hypothyreose
TSH-Rezeptor-Antikörper (TRAK) M.	M. Basedow endokrine Orbitopathie
Thrombozyten-Antikörper	Autoimmunthrombozytopenie (M. Werlhof)
Tubulus-Basalmembran	autoimmune interstitielle Nephritis Goodpasture-Syndrom Autoimmunglomerulonephritis progressive Glomerulonephritis

13 Wie wirkt die Mikroimmuntherapie?

Die Mikroimmuntherapie nutzt folgende Komponenten:

▶ *Zytokine*

Es handelt sich um Proteine, die für die Kommunikation zwischen den Zellen des Immunsystems verantwortlich sind. Sie sorgen für die Koordination einer Immunreaktion. Zu den Zytokinen zählen unter anderem Interferone, Interleukine, hämatopoetische Wachstumsfaktoren, Chemokine und Wachstumsfaktoren.

▶ *Mikrodosen*

Die Mikroimmuntherapie verwendet natürliche Verdünnungsstufen nahe dem physiologischen Bereich, wir bezeichnen diese als *„low dose"* und *„ultra low dose"*. Deshalb wirkt sie nicht toxisch. Nebenwirkungen sind bislang nicht bekannt.

▶ *Verdünnungsmodulation*

Es werden verschiedene Verdünnungen verwendet, um unterschiedliche Wirkungen zu erzielen. Diese werden analog zur Homöopathie in Potenzierungsschritten erreicht. Es gilt auch hier das aus der Homöopathie bekannte Arndt-Schultz-Gesetz.

Das bedeutet:

- Eine niedrige Verdünnung stimuliert die physiologische Wirkung einer Substanz.
- Eine mittlere Verdünnung moduliert (harmonisiert) die physiologische Wirkung einer Substanz.
- Eine hohe Verdünnung hemmt die physiologische Wirkung einer Substanz.

Im Gegensatz zur klassischen Homöopathie verwendet die Mikroimmuntherapie Substanzen, wie sie im Immunsystem vorkommen. Es gibt kein Ähnlichkeitsprinzip. Die Verdünnungen, welche zur Anwendung kommen, entsprechen den physiologischen Verdünnungen, wie sie auch das Immunsystem verwendet.

Mit der Verdünnung tun sich die meisten wissenschaftlich denkenden Leser schwer. Wie kann etwas wirken, das so verdünnt wurde, dass eigentlich nichts mehr messbar ist? Auch in unserem Immunsystem sind Zytokine und andere Botenstoffe in hohen Verdünnungen vorhanden und deshalb zum Teil nicht messbar.

Die spektakulärste Entdeckung bisher war jene von Rita Levy-Montalcini, die im Jahr 1950 eine Substanz fand, die das Wachstum der Nerven fördert – den „Nerve growth factor" (NGF). Dafür bekam sie 36 Jahre später, also 1986, zusammen mit Stanley Cohen sogar den Nobelpreis für Medizin[54]. Sie wies nach, dass die Substanz noch bei einer billionenfachen Verdünnung in vitro (im Reagenzglas) Wirkung zeigte.[55]

▸ *Ausrichtung auf verschiedene Ebenen*

Die Ausrichtung auf verschiedene Ebenen wird ermöglicht, indem in der Zusammensetzung der mikroimmuntherapeutischen Mittel dieselben Substanzen verwendet werden, welche im Immunsystem ein Netzwerk bilden und auf verschiedenen Ebenen gleichzeitig agieren.

▸ *Absorption durch das Lymphsystem*

Die einzelnen Kapseln werden geöffnet und der Inhalt der Kapseln (Globuli) unter die Zunge gelegt. So gelangen die Substanzen direkt in das lymphatische System. Müssten die Globuli den Verdauungstrakt passieren, wäre die Wirkung wohl nicht gegeben. Die sublinguale Gabe gewährleistet eine direkte Aufnahme durch das Lymphsystem.

▸ *Sequenzielle Informationsübermittlung*

Wie auch im Immunsystem werden die Substanzen nach und nach in einer bestimmten Sequenz abgegeben. Dazu werden Blister mit je 10 Kapseln hergestellt. In jeder Kapsel ist eine tägliche Dosis an Globuli enthalten, nummeriert von 1 bis 10. Die Einnahme beginnt mit dem 1. Blister und wird nach 10 Tagen mit dem 2. Blister weitergeführt. Im gleichen Rhythmus folgen die nächsten Blister. Insgesamt sind in einer Packung 3 Blister à 10 Kapseln, sodass eine Packung einer Therapiedauer von 30 Tagen entspricht.

---

54 The Nobel Prize in Physiology or Medicine is awarded for discoveries which are of fundamental importance for our understanding of the mechanisms which regulate cell and organ growth. The pattern of cellular growth has long been known, but it is the Italian developmental biologist Rita Levi-Montalcini and the American biochemist Stanley Cohen with their discovery of nerve growth factor (NGF) and epidermal growth factor (EGF), respectively, who could show how the growth and differentiation of a cell is regulated. NGF and EGF were the first of many growth-regulating signal substances to be discovered and characterized.

The discovery of NGF and EGF has opened new fields of widespread importance to basic science. As a direct consequence we may increase our understanding of many disease states such as developmental malformations, degenerative changes in senile dementia, delayed wound healing and tumour diseases. The characterization of these growth factors is therefore expected, in the near future, to result in the development of new therapeutic agents and improved treatment in various clinical diseases.

55 Rita Levi-Montalcini & Pietro Calissano: The Nerve-Growth Factor. Scientific American 1979, 240, pp. 44-53.

▶ *Spezifische Nukleinsäure*

Die spezifische Nukleinsäure (SNA®) ist eine der genialen Inhaltsstoffe der Mikroimmuntherapie. Die SNA® verhindert, dass sich pathogene Zellinformationen bei der Zellteilung transkribieren lassen, oder sie verhindert das Ablesen der Information und damit das Kopieren in eine neue Zelle. Spezifisch ist sie deshalb, weil sie zum Beispiel für entsprechende Erreger konzipiert wurde, z. B. SNA-EBV für Epstein-Barr-Virus oder SNA-HERP 1 und 2 für Herpes-Virus Typ 1 und 2. In der Entdeckung der SNA® zeigt sich die Genialität von Dr. Maurice Jenaer, dem Begründer der Mikroimmuntherapie. Die SNA® verdankt ihre Existenz aber auch den Erkenntnissen der modernen Forschung. So wurden Forschungsarbeiten, auf deren Erkenntnissen die Wirkmechanismen der spezifischen Nukleinsäuren basieren, sogar mit dem Nobelpreis ausgezeichnet.

2006 erhielt Roger D. Kornberg den Nobelpreis in Chemie für die Erkenntnis um die „Molekulare Basis der eukaryotischen Transkription".[56] Er entschlüsselte, wie bei der Zellteilung die Doppelhelix der DNA aufgespalten und die Erbinformation abgelesen sowie kopiert wird. Im selben Jahr erhielten Andrew Z. Fire und Craig C. Mello den Nobelpreis für Medizin. Sie beschrieben die „RNA-Interferenz oder das Schweigen der Gene durch Verdoppelung der RNA".[57] Auch dort wird die Transkription bestimmter Genabschnitte blockiert.

13.1 Die wichtigsten Zytokine und ihre Wirkweise

Zytokine sind als Botenstoffe des Immunsystems maßgeblich an allen Immunreaktionen beteiligt. Das Immunsystem ist ein Netzwerk, welches wiederum mit anderen Netzwerken verbunden ist, z. B. mit dem hormonellen System, dem Säure-Basen-Haushalt, der Psyche sowie dem Geist und der Physis wie auch mit der individuellen genetischen Information.

Die Zytokine werden in verschiedene Substanzgruppen eingeteilt. Diese sind im Folgenden aufgeführt.

56 Roger D. Kornberg, Stanford University, CA, USA: Studies of the molecular basis of eukaryotic transcription.

57 A ndrew Z. Fire und Craig C. Mello, USA: Nobelpreis 2006 in Physiologie und Medizin »for their discovery of RNA interference – gene silencing by double-stranded RNA«.

▸ *Interferone*

Der Begriff stammt aus dem Englischen und leitet sich von „to interfere" (sich einmischen) ab. Interferone (INF) sind Proteine, welche immunstimulierend wirken, vor allem antiviral und antitumoral. Zu der Interferonfamilie zählen die Subtypen alpha (INF-α), beta (INF-β) und gamma (INF-γ). INF-α ist in der Lage, die Proteinsynthese von viral belasteten Zellen zu hemmen. Gleichzeitig aktiviert es auch die Expression von HLA-Klasse-I-Molekülen und steigert so die Antigenpräsentation gegenüber den T4-Laymphozyten.

INF-β scheint von virusinfizierten Bindegewebszellen produziert zu werden. INF-γ ist ein sehr bekanntes Interferon, welches von T4- und T8-Lymphozyten produziert wird, aber auch von Makrophagen, die Bakterien phagozytiert haben. Interferone sind somit Teil beider Immunantworten, sowohl der angeborenen als auch der erlernten.

▸ *Interleukine*

Zurzeit sind über 30 Interleukine (IL) bekannt. Es würde den Rahmen dieses Buchs sprengen, hier jedes Interleukin zu besprechen. Interessant ist, dass das gleiche Interleukin verschiedene Botschaften vermitteln und verschiedene Rezeptoren ansprechen kann.

Interleukine sind die klassischen Botenstoffe des Immunsystems.

Um zu verstehen, wie Interleukine wirken, ist es wichtig, die zugrunde liegenden Prinzipien zu kennen. Sie können sowohl stimulieren und aktivieren als auch bremsen und reduzieren. In einem autoimmunen Prozess etwa bilden IL-1 als Entzündungsförderer und IL-2 als Aktivator von T4-Lymphozyten eine unendliche Spirale mit Richtung nach oben: Denn die aktivierten T4-Lymphozyten sezernieren wiederum IL-2, um dadurch weitere T4-Lymphozyten zu aktivieren. Um diesen Prozess zu bremsen, müssen sowohl IL-2 als auch IL-1 gebremst oder ausbalanciert werden. Beide Substanzen finden sich daher nicht ohne Grund in vielen Produkten der Mikroimmuntherapie.

Erwähnenswert ist hier, dass z. B. das Epstein-Barr-Virus ein dem menschlichen IL-10 ähnliches, aber gefälschtes IL-10 bildet. IL-10 wirkt normalerweise antientzündlich. Das IL-10, das EBV produziert, hingegen verhindert diese Wirkung. Daher kommt es bei einer EBV-Krise auch zu den typischen Entzündungszeichen.

▶ *Tumor-Nekrose-Faktoren*

Tumor-Nekrose-Faktor-alpha (TNF-α) wirkt antiviral und antitumoral. Eine veraltete Bezeichnung für TNF-α ist Kachektin, weil dieser Faktor im Zusammenhang steht mit der Entwicklung von Kachexie bei Krebspatienten und Fieber auslöst. Fieber ist bekanntlich die beste Waffe gegen virale und tumorale Belastungen. TNF-α fördert außerdem den programmierten Zelltod (Apoptose) und spielt deshalb auch eine entscheidende Rolle bei der Zerstörung von Knorpel- und Knochenmasse bei der rheumatoiden Arthritis.

Tumor-Nekrose-Faktor-beta (TNF-β) wird von aktivierten Lymphozyten sezerniert. Es rekrutiert zudem Monozyten und Makrophagen.

▶ *Th-1-/Th-2-Zytokine*

Innerhalb der Zytokine werden zwei Hauptgruppen unterschieden, die Th1 und Th2-Zytokine. Vor allem intrazelluläre Erreger, wie Borrelien, Rickettsien, Chlamydien, Viren und Krebszellen, regen eine sogenannte „Th-1-Immunantwort" an. Diese ist charakterisiert durch die Bildung von INF-γ, IL-1, IL-1b, IL-12 und IL-18 sowie insbesondere des Tumor-Nekrose-Faktors-alpha (TNF-α). Diese Zytokine sind entzündungsfördernd, da eine lokale Entzündung mit einem erwünschten Temperaturanstieg einer ersten schnellen Abwehr von Erregern dient. Erhöhte Th-1-Zytokinwerte im Blut sind indirekte Hinweise auf die Anwesenheit von noch aktiven Abwehrprozessen.

Extrazelluläre Erreger, wie Streptokokken, Helicobacter pylori, Parasiten und Bakterien, die später intrazellulär werden können, aber noch außerhalb der Zellen vorhanden sind, regen eine Th-2-Immunantwort an, ebenso Allergene und Toxine. Die Th-2-Antwort erfolgt vorwiegend über die Aktivierung von B-Lymphozyten, die zur spezifischen Antikörperbildung angeregt werden. Es kann auch zur Vermehrung eosinophiler Granulozyten kommen und damit zu allergischen Reaktionen. Die wichtigsten entzündungshemmenden Th-2-Zytokine sind IL-10, IL-2, IL-4, IL-8 und in manchen Fällen – etwa bei Multiple Sklerose – auch IL-6 (siehe S. 148).

Auf Seite 79 werden TH1/TH2 genauer erläutert.

Daraus lässt sich die Erkenntnis ableiten, dass das Immunsystem durch die Wirkung von Interleukinen zwei Richtungen einschlagen kann, eine entzündliche und eine allergische.

▸ *Chemokine*

Chemokine lösen die Chemotaxis von Immunzellen aus. Es wird unterschieden zwischen inflammatorischen, also entzündlichen, und homöostatischen Chemokinen. Die meisten Chemokine sind inflammatorische Zytokine: Ihre Produktion wird z. B. durch eine Verletzung, eine Infektion oder eine Entzündung ausgelöst. Ihre Freisetzung lockt weitere Immunzellen an. Die homöostatischen Chemokine werden ständig produziert und sind an der Organisation von lymphoiden Organen und der Überwachung von gesundem Gewebe beteiligt. Sie entsprechen also der globalen Überwachung.

Es gibt insgesamt vier bislang bekannte Familien: die C-Familie, die CC-Familie, die CXC-Familie und die CX3C-Familie.

Wachstumsfaktoren

Es sind eine Vielzahl von Wachstumsfaktoren (growth factors, GF) mit unterschiedlichen Aufgaben bekannt. Beispiele für einzelne Wachstumsfaktoren sind:
- colony stimulating factor (CSF)
- Erythropoetin (EPO)

Die koloniestimulierenden Faktoren (CSF) sind Zytokine, die das Wachstum von Zellkolonien anregen. So fördert z. B. das Erythropoetin (EPO) das Wachstum von roten Blutkörperchen oder G-CSF das Wachstum von Granulozyten. Wie kaum ein anderer Wachstumsfaktor hat Erythropoetin (EPO) einen sehr hohen Bekanntheitsgrad. EPO wird zu Dopingzwecken missbraucht, denn es fördert das Wachstum von Erythrozyten, den roten Blutkörperchen. Die Anzahl roter Blutkörperchen ist dabei deutlich erhöht in Relation zur Serumflüssigkeit. Quantifizierbar ist dieser Anstieg anhand des Hämatokritwerts, der entsprechend auch erhöht ist gegenüber dem Normwert.

Die damit einhergehende Verdickung des Bluts führt zu einer Verlangsamung der Blutfließgeschwindigkeit. Dies erhöht den Blutdruck und kann bei erhöhter Leistung zum Herzstillstand führen.

Eine Vermehrung der roten Blutkörperchen ermöglicht eine erhöhte Sauerstoffaufnahme über das an die Erythrozyten gebundene Hämoglobin. Dadurch ist eine erhöhte Muskelleistung möglich. Bei gesunden Menschen setzen Astrozyten im Gehirn EPO frei, wenn Sauerstoffmangel droht. Das stellt sicher, dass genügend Sauerstoff in das Gehirn gelangt und die Neuronen nicht absterben. EPO agiert also auch als neuronaler Wachstumsfaktor.

- epidermal growth factor (EGF)
- fibroblast growth factor (FGF)
- granulocyte-macrophage colony stimulating factor (GM-CSF)
- hepatocyte growth factor(HGF)
- insulin-like growth factors (IGF)
- Interleukine IL-1B und IL-8
- nerve growth factor (NGF)

Der Nervenwachstumsfaktor (nerve growth factor, NGF) wurde von Rita Levy-Montalcini entdeckt. Noch immer erforschen Wissenschaftler Möglichkeiten, NGF gezielt zu aktivieren und zu vermehren, um auf diese Weise etwa Gelähmte zu heilen oder Patienten mit Multipler Sklerose zu behandeln. Die Synthese von NGF-Rezeptoren wird durch IL-1 und IL-6 gefördert. Bei MS besteht ein Mangel an IL-6, was einen direkten Zusammenhang mit NGF und der Erkrankung erklärt. IL-1 ist ein Entzündungsfaktor, der durch antientzündliche Medikamente, wie Salizylsäure oder Cortikosteroide, dauerhaft gehemmt wird. Somit ist IL-1 als sekundärer Faktor mit verantwortlich für die verminderte Nervenregeneration bei Alzheimer oder Demenz. Bei Alzheimer liegt zusätzlich ein Mangel des Neurotransmitters Substanz P vor.

- platelet derived growth factor (PDGF)
- transforming growth factor (TGF)
- vascular endothelial growth factor (VEGF).

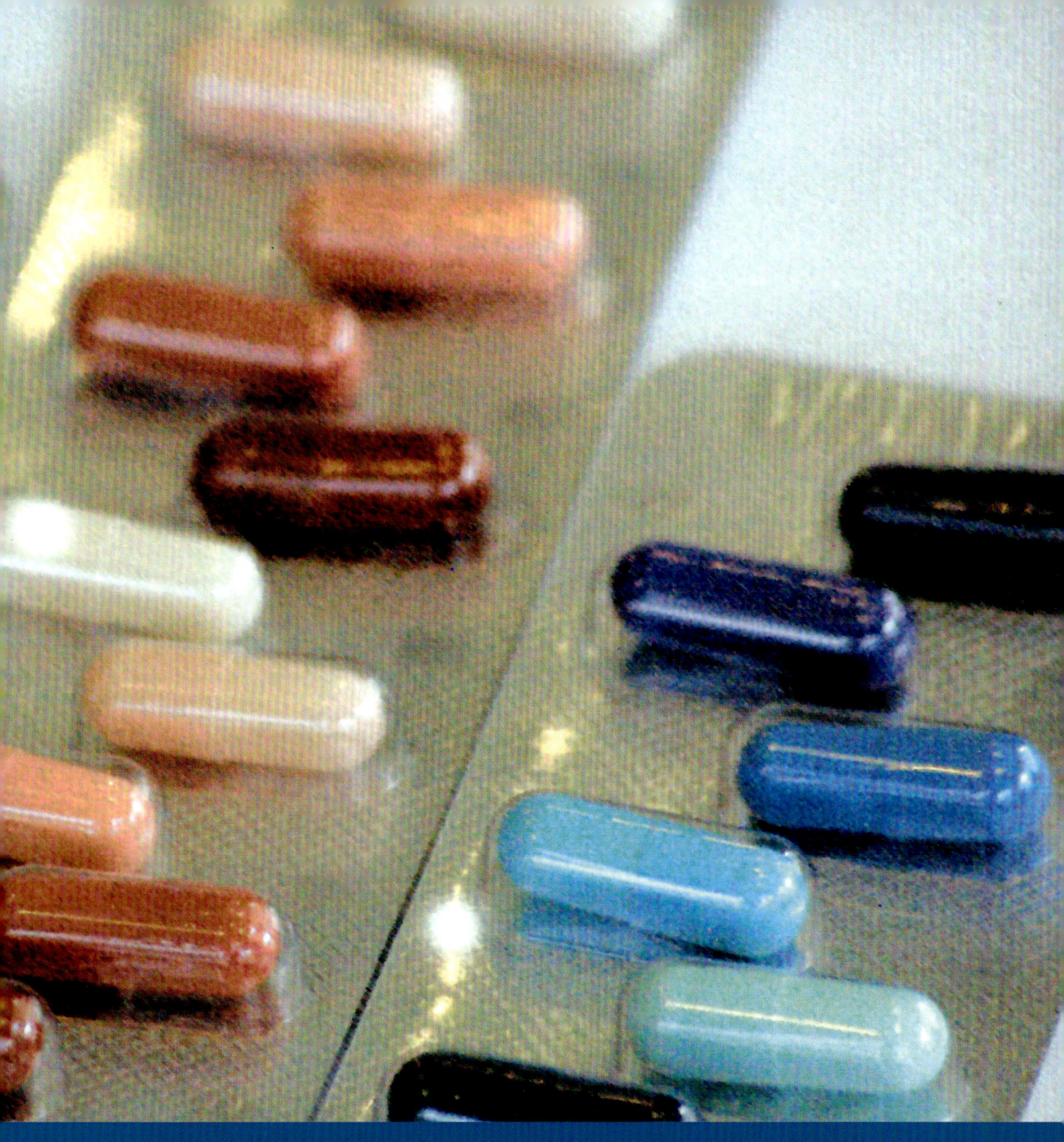

Therapie und Therapieziel

14 Die Behandlung

14.1 Therapiehierarchie

Es werden in keinen Fall immer alle Befunde, welche sich aus dem Labor ergeben, zu therapieren sein.

Als erstes muss zwingend folgende Regel beachtet werden:

Akut kommt vor chronisch.

Wie zuvor (siehe Kapitel „Serologie", S. 48) festgestellt, sind bakterielle und virale Parameter mit IgA und oder IgM positiv als akute Geschehen zu betrachten. Diese sind vor allen Reaktivierungen zu therapieren, es sei denn:

Es liegt gleichzeitig eine **Reaktivierung von EBV** vor. In diesen Fällen könnte EBV ursächlich am Geschehen beteiligt sein, in der Form, dass EBV das Immunsystem daran hindert, eine reguläre Abwehr von akuten bakteriellen und viralen Infekten zu gewährleisten. Somit ergibt sich eine zweite Regel:

Ein reaktivierter EBV ist immer zu behandeln.

In der Mikroimmuntherapie wird der Beurteilung der Reaktivierung von EBV allerhöchste Priorität beigemessen.

Ist ein **Immunsystem geschwächt**, muss die Therapie auf eine Stärkung des Immunsystems ausgelegt werden, evtl. zusammen mit bakteriellen oder viralen Komponenten.

Ist das **Immunsystem hingegen überschießend**, muss therapeutisch eine Bremsung eingeleitet werden.

Ferner ist der **Cytomegalovirus** (CMV) zu beachten, weil er dem EBV sehr ähnlich ist sowohl in der klinischen Manifestation als auch in seiner Reaktivierbarkeit.

Grundsätzlich gilt:
Es muss das zuerst behandelt werden, was den Patienten am meisten belastet, und das, was zuletzt aufgetreten ist, vor dem, was schon seit langem besteht.

Für die Behandlung von Erregern, welche nicht mit Produkten der Mikroimmuntherapie abgedeckt sind, empfiehlt es sich, Nosoden anzuwenden. Dies wird in den praktischen Beispielen deutlich werden.

Bei autoimmunen Krankheiten lohnt es sich, einen HLA-SMM einzusetzen.

Krankheitsassoziierte HLA werden dem Immunsystem immer wieder präsentiert. Das heißt, so lange HLA an der Oberfläche der antigenpräsentierenden Zellen exprimiert werden, so lange fördern sie auch (Auto-)Immunreaktionen.

Zur Reduktion der Expression von HLA verwendet die Mikroimmuntherapie spezifische modulierende Moleküle (SMM). Spezialisierte Apotheken fertigen diese in einer C27-Potenz an. Damit die Apotheken SMM herstellen können, benötigen sie vom Therapeuten die gesamte HLA-Typisierung. Diese wird, sobald sie aus dem Labor eingetroffen ist, eins zu eins an die Apotheke weitergegeben mit der Bitte um Herstellung der HLA SMM C27 à 20 Gramm. Die Dosierung erfolgt in der Regel wöchentlich à 5 Globuli, meist über mehrere Jahre.

Im Anhang sind alle Apotheken gelistet, die HLA-SMM herstellen (siehe S. 179).

Alle drei Komponenten – Mikroimmuntherapie, HLA-SMM und Nosoden – führen zu einem harmonischen therapeutischen Zusammenspiel.

Die Erkenntnis, dass es keine Rolle spielt, welche Erkrankung wir therapieren, sondern es nur darauf ankommt, die Akteure zu kennen, bringt uns einen entscheidenden Vorteil in der Behandlung von autoimmunen Erkrankungen: Egal, um welche Autoimmunerkrankung es sich handelt und durch welche Symptome sie sich äußert, die Vorgehensweise bei der Diagnostik ist immer die gleiche. Für die Therapie gilt das im Prinzip auch, nur muss diese aufgrund der spezifischen Labordiagnostik individuell an den Patienten und seine Erkrankung angepasst werden.

Zusammenfassend lässt sich eine autoimmune oder eine autoaggressive Erkrankung definieren als jede Erkrankung,

- die mit einem intrazellulären, das heißt viralen oder bakteriellen Infekt einhergeht,
- bei der pathogene Zellen, wie Krebszellen oder infizierte Zellen, vom Immunsystem erkannt und vernichtet werden müssen.

14.2 Produkte für die Mikroimmuntherapie

Die Firma Labo'Life in Belgien und Spanien ist Herstellerin von Präparaten für die Mikroimmuntherapie. Es gibt zwar sehr gute magistrale Produkte, welche aber aus rechtlichen Gründen nicht öffentlich beworben werden dürfen. Der Autorin sind die Produkte bekannt, die Hersteller haben jedoch ausdrücklich darum gebeten, ihre Produkte nicht in diesem Buch zu erwähnen.

Die in den Labo'Life-Medikamenten enthaltenen Zytokine und sonstigen immunkompetenten Substanzen werden ausschließlich durch biotechnologische Synthese, das heißt gentechnisch, hergestellt. Diese Substanzen werden also weder aus menschlichem oder tierischem Gewebe isoliert, sondern aus nicht pathogenen E. coli-Bakterien gewonnen. Biotechnologen sprechen bei Eiweißen, die auf diese Weise hergestellt werden, von „rekombinanten Proteinen".

Die zwei „L" (2L) vor jeder Präparate-Bezeichnung stehen für den Firmennamen Labo'Life. Die angegebenen Indikationen und Dosierungen entsprechen langjährigen praktischen Erfahrungen.[58]

▶ *2LALERG*

eignet sich zur Behandlung von unspezifischen Allergien wie Heuschnupfen, dazu gibt es eine Erfahrungstudie.[59] 2LALERG kann ohne Serologie oder Immunstatus verordnet werden. Wenn jedoch eine Belastung mit EBV vorliegt, könnte dieser an der Entstehung einer Allergie beteiligt sein und muss zwingend mittherapiert werden.

In der Regel wird für eine Dauer von insgesamt 6 Monaten therapiert.

Mit der Einnahme ist möglichst vor der Heuschnupfensaison zu beginnen mit jeweils 1 Kps. täglich. Bei akuten Allergien kann die Dosis auf 3 Kps. pro Tag erhöht werden.

58 Inhaltsstoffe und Wirkweise sind ausgewiesenen Fachpersonen zugänglich, wer sich bei der Medizinische Gesellschaft für Mikroimmuntherapie (MeGeMIT, Adresse im Anhang) anmeldet, kann sich über alle Inhaltsstoffe und Produkte genauer informieren.

59 X. van der Brempt, J. Cumps, E. Capieaux, 2008: Clinical efficacy of 2LALERG®: A new sublingual immunomodulatory treatment in seasonal allergic rhinitis.

▶ *2LARTH*

ist ein unspezifisches Mittel bei Arthrosen und Arthritis, es kann ohne Labordiagnostik eingesetzt werden. Jedoch muss gerade bei rheumatischen Erkrankungen auch auf die Auslöser geachtet werden, um diese ebenso zu therapieren. Auch bei akuten Darmentzündungen empfiehlt sich dieses Mittel.

Die Einnahme erfolgt für 4 bis 6 Monate, insbesondere immer in einer Akutphase. Es empfiehlt sich eine spezifische Abklärung mittels Serologie und Immunstatus.

In der Akutphase werden bis zu 4 Kps. täglich genommen.

▶ *2LCHLA*

ist ein spezifisches Mittel bei Infektionen mit Chlamydia trachomatis und/oder Chlamydophila pneumoniae. Dazu bedarf es der serologischen Abklärung.

Die Therapie dauert 4 bis 6 Monate bis zur Kontrolle der Serologie. Es wird so lange therapiert, bis gesichert IgA und/oder IgM negativ sind.

▶ *2LCMV*

wird als spezifisches Mittel bei CMV-Infektionen und/oder -Reaktivierungen angewendet, sowohl bei defizitärem als auch bei normalem Immunstatus. Bei einem hyperaktiven Immunsystem ist das Mittel **2LXFS** indiziert.

Therapiert wird für mindestens 6 Monate bis zur serologischen Kontrolle. Erst wenn die Werte wieder im Normbereich sind, kann mit der Gabe aufgehört werden.

▶ *2LDMLA*

eignet sich als unspezifisches Mittel zur Behandlung von altersbedingter Makuladegeneration (AMD). Auch bei der Therapie der feuchten Makuladegeneration hat die Autorin mit dem Mittel sehr gute Erfahrungen gemacht.

Verabreicht wird täglich 1 Kps., so lange, bis eine klinische Besserung eintritt. Dies kann bereits nach wenigen Monaten der Fall sein. Danach erfolgt die Einnahme nur jeden zweiten Monat.

▶ *2LDEP*

ist Mittel, das bei Depressionen eingesetzt werden kann. Es bedarf keiner serologischen Abklärung. Jedoch können Depressionen auch durch ein geschwächtes Immunsystem entstehen, daher sollte in jedem Fall ein Immunstatus erstellt werden.

▶ *2LEAI*

wird bei hyperaktivem immunitären Zustand ohne Beteiligung von EBV oder CMV eingesetzt wird. Die Behandlung erfolgt für höchstens 2 Monate.

▶ *2LEID und 2LEID-N*

sind beides Mittel, welche bei einem defizitären (hyporeaktiven) Immunsystem eingesetzt werden. Sie können und sollen zusammen mit anderen spezifischen Mitteln – etwa gegen EBV, CMV und Herpes – gegeben werden.

▶ *2LEID-N* ist die Weiterentwicklung von 2LEID, wobei 2LEID-N sich vor allem bei akuten Infekten eignet, weniger bei autoimmunen Geschehen und auch nicht bei Kindern.

Die Therapiedauer beträgt in der Regel 2 bis 3 Monate.

▶ *2LEBV*

ist ein spezifisches Mittel bei EBV-Reaktivierungen[60] oder chronischer Mononukleose zusammen mit einem defizitären oder normalen Immunstatus. Bei hyperreaktivem Immunsystem ist 2LXFS das Mittel der Wahl.

Die Therapie erfolgt für mindestens über 6 Monate bis zur Kontrolle. In manchen Fällen dauert die Therapie über 1–2 Jahre.

▶ *2LHA*

ist zur die Behandlung der Hepatitis A geeignet. Es wird so lange therapiert, bis keine Beschwerden mehr auftreten und die Lebertransaminasen sich normalisiert haben.

---

60 Glady, G. und Reigh, L.: Studie über die Wirkung der spezifischen Mikroimmuntherapie bei Patienten, die an chronischen Erkrankungen in Verbindung mit dem Epstein-Barr-Virus (EBV) leiden. Erfahrungsheilkunde, Heft 5 2005, Haug Verlag.

▶ *2LHC[61] und 2LHCX*

eignen sich als spezifische Mittel bei Hepatitis B und C und D.

▶ *2LHCX*

wird bei einem hyperreaktiven Immunsystem verabreicht. Auch hier wird so lange therapiert, bis keine Viruskopien mittels PCR[62] mehr nachweisbar sind.

▶ *2LHERP*

eignet sich als spezifisches Mittel zur Behandlung von Infektionen mit Herpes-Virus Typ 1 und 2. In akuten Fällen können bis zu 3 Kps. tgl. verordnet werden.

Die Therapiedauer richtet sich nach der Serologie, in der Regel erfolgt sie für mindestens 4 Monate bis zur Kontrolle.

▶ *2LINFLAM*

ist einsetzbar bei akuten und chronischen Entzündungen, speziell auch bei entzündlichen Schüben bei autoimmunen Erkrankungen, wie Multipler Sklerose oder rheumatischen Beschwerden. 2LINFLAM erweist sich vor allem bei erhöhtem CRP als geeignet.

Therapiedauer etwa 2–3 Monate. Im akuten Schub können bis zu 3 Kps. tgl. genommen werden.

▶ *2LMDA*

ist ein Mittel gegen Alzheimer. Die Dauer der Therapie hängt von der Symptomatik ab.

▶ *2LMEMSENIOR*

wurde speziell zur Behandlung von älteren Menschen mit reduzierter Gehirnleistung geschaffen. Es wird in der Regel über mehrere Jahre gegeben.

---

61 Anfang 2016 wurden die Mittel 2LHC, 2LHB und 2LHD im Mittel 2LHC zusammengefasst.

62 Die Polymerase-Kettenreaktion (polymerase chain reaction, PCR) ist eine Technik, bei der von bestimmten Abschnitten der DNA (Desoxyribonukleinsäure = die Erbinformation tragenden Ketten in den Chromosomen) eine Vielzahl von Kopien angefertigt wird. Diese Technik kann man zum Nachweis von Infektionserregern wie Bakterien und Viren, zur Erkennung von Erbkrankheiten, aber auch zum Nachweis der Vater- oder Täterschaft verwenden („genetischer Fingerabdruck").

▶ *2LMIREG*

regelt die mitochondriale Aktivität, dies ist oft die Ursache von Burn-Out. Es ist geeignet für Patienten mit eingeschränkter Mitochondrien-Aktivität oder bei genetisch bedingter mitochondrialer Insuffizienz (z. B. Mangel an SOD oder Entgiftungsschwierigkeiten in den Mitochondrien). Bei entsprechender genetischer Belastung sollte das Mittel als Dauertherapie über mehrere Jahre gegeben werden.

▶ *2LMISEN*

ist ein unspezifisches Mittel bei Stress- und Alterungszuständen, sowie den daraus resultierenden Folgeerkrankungen.

Es trägt zur Aktivierung von atrophischen Zellen und zur Apoptose bei.
2LMISEN unterstützt und reguliert das Immunsystem in physischen oder psychischen Stresssituationen: In Akutsituationen: 1 bis 2 Kapseln/Tag bis zum Eintreten einer klinischen Verbesserung. Bei chronischem Stress: 1 Kapsel/Tag 2 bis 3 Monate, nachher 10 Kapseln/Monat, 3 bis 6 Monate lang.

Um einer immunitären Depression durch Stress entgegenzuwirken, kann gleichzeitig *2LEID* gegeben werden.

Therapiedauer entsprechend der Symptomatik.

▶ *2LOSTEO-N*

ist ein äußerst interessantes und wirksames Mittel bei Osteoporose und Osteopenie. Es enthält vor allem Knochenwachstumsfaktoren und Silizium. Zahnärzte etwa behandeln damit Patienten, die an Knochenschwund im Kieferbereich leiden, Parodontose und Parodontitis. Zu OSTEO-N gibt es eine Erfahrungsstudie von einem französischen Zahnarzt[63], welcher damit erfolgreich Parodontose und lose Zähne behandelt hat.

Osteopenie entsteht oft durch Mängel an Vitamin D, Calcium und anderen Spurenelementen sowie chronische entzündliche Prozesse, deshalb muss entsprechend diagnostiziert und therapiert werden.

63 Jean-Marie Clercq: Growing old – Micro-immunotherapy applied to periodontal diseases: 2LOSTEON medication, designed to sustain the immune system of patients affected by osteoporosis, seems to be also well adapted to the periodontal disease of jaws.

Es gilt zu beachten, dass Osteoporose eine autoimmune Erkrankung ist und der sorgfältigen mikroimmuntherapeutischen Diagnostik bedarf.

Die Therapie dauert in der Regel 6 Monate.

▸ *2LPAPI*

ist ein spezifisches Mittel bei HPV-Infektion. Massgebend für den Einsatz dieses Mittels ist der Virennachweis durch PCR (siehe Fußnote S. 117) im Abstrich.

Die Therapiedauer beträgt mindestens 4 Monate bis zur Kontrolle. Es wird therapiert, bis keine Papilloma-Viren mehr nachweisbar sind. Oft findet sich bei Patientinnen mit einem veränderten PAP-Test auch ein reaktivierter EBV. Dieser ist zwingend zu therapieren.

▸ Hinweis: Die Begriffe „Papillomavirus" und „Pap-Test" haben im Grundsatz nichts miteinander zu tun. Der Pap-Test wurde von dem griechischen Arzt George Papanicolaou entwickelt und 1928 vorgestellt. Er beruht auf der Beurteilung von gefärbten Zellabstrichen vom Muttermund der Frau und dient der Früherkennung eines Gebärmutterhalskrebses.

Eine mögliche Ursache für veränderte Zellen können Papillomaviren sein. Die Erfahrung der Autorin hat gezeigt, dass z. B. in der Schweiz viel zu selten ein Erreger-Nachweis gemacht wird. Oft sind nicht Papilloma-Viren, sondern Herpes Typ 1 und 2 zu finden, welche für einen schlechten Pap-Test verantwortlich sind (siehe S. 156).

▸ *2LPARK*

eignet sich als Mittel bei Parkinson. Hier hat zunächst unbedingt eine mikroimmuntherapeutische Diagnostik in Form von Serologie und Immunstatus zu erfolgen. Erst nachdem mögliche Belastungen abgeklärt und behandelt wurden, kann mit 2LPARK weitertherapiert werden. Auch eignet sich dieses Mittel zur Behandlung des Restless-legs-Syndroms.

Es erfolgt eine lebenslängliche Erhaltungstherapie mit Pausen von 1 bis 2 Monaten.

▸ *2LPR*

ist das Mittel der Wahl bei Polyarthritis. Da jedoch gerade bei rheumatischen Erkrankungen die Ursachen vielfältig und sehr unterschiedlich sein können, bedarf es einer guten Diagnostik und einer entsprechenden Therapie.

▶ *2LPSO*

eignet sich bei Psoriasis. Auch hier ist der Patient zunächst unbedingt mikroimmuntherapeutisch abzuklären. Nachdem vorliegende Belastungen behandelt wurden, kann mit *2LPSO* weitertherapiert werden.

Therapiert wird so lange, bis keine klinischen Manifestationen mehr bestehen. Wichtig ist hier, die Psoriasis differenzialdiagnostisch von der Neurodermitis abzugrenzen.

▶ *2LS1 und 2LS2*

sind spezifische Mittel und eignen sich zur Behandlung von HIV-Infektionen und AIDS. Dabei kommt 2LS1 bei akutem und 2LS2 bei stabilem Zustand zum Einsatz. Der Nachweis von HI-Viren erfolgt mittels RT-PCR.[64]

▶ *2LSEN*

ist ein unspezifisches Mittel, welches vor allem der immunitären Unterstützung bei Alterungs- und degenerativen Prozessen dient (Good Aging).

▶ *2LSEP*

wird bei Multipler Sklerose eingesetzt. Eine mikroimmuntherapeutische Abklärung ist für die Gabe von 2LSEP nicht notwendig. Um jedoch MS wirklich therapieren zu können, benötigt es vieler weiterer Abklärungen (siehe S. 148).

Nachdem gefundene Belastungen behandelt wurden, kann mit 2LSEP[65] weitertherapiert werden.

Es erfolgt eine lebenslange Erhaltungstherapie mit Pausen von 1 bis 2 Monaten.

64 Bei der RT-PCR wird mit dem Enzym Reverse Transkriptase (RT) einzelsträngige RNA in komplementäre doppelsträngige DNA umgeschrieben. Dieses Transkript wird dann mit der PCR vervielfältigt. Mit der RT-PCR-Methode kann man etwa RNA-Viren nachweisen oder Expressionsmuster auf mRNA-Ebene untersuchen.

65 Lourdes Reigh and Maurice Jenaer, 2008: Model of a formulation development in micro-immunotherapy applied to multiple sclerosis.

▶ *2LSLEEPREG*

stellt ein ausgezeichnetes Mittel für Patienten mit Durchschlafstörungen dar. 2LSLEEP-REG ist das einzige Mittel, das abends eingenommen wird, und zwar etwa 1 Stunde vor dem Einschlafen.

Die Therapie erfolgt über einen Zeitraum von 4 bis 6 Monaten.

▶ *2LTOXO*

eignet sich als spezifisches Mittel bei Reaktivierung oder Infektion mit Toxoplasma gondii sowie bei defizitärem oder normalem Immunsystem. Bei Hyperreaktivität sollte 2LXFS (siehe unten) angewendet werden.

Die Therapie dauert in der Regel 4 Monate bis zur Kontrolle.

▶ *2LVERU*

ist ein unspezifisches Mittel zur Behandlung von Warzen. Warzen deuten immer auf eine immunitäre Schwäche hin. Oft verbirgt sich dahinter ein reaktivierter EBV, deshalb sind hier immer Serologie und Immunstatus erforderlich.

Wenn kein viraler Auslöser, also kein Trigger, gefunden wird, kann mit 2LVERU circa 4 Monate therapiert werden – eventuell ergänzt durch eine 2-monatige Gabe von 2LEID. 2LVERU hat sich insbesondere bei Kindern mit Feigwarzen bewährt.

▶ *2LXFS*

ist ein besonderes Mittel, da es Substanzen beinhaltet, die sich gleichzeitig zur Behandlung von drei verschiedenen Erregern und einem hyperreaktiven Immunsystems eignen. Verabreicht wird 2LXFS bei hyperreaktivem Immunsystem mit Reaktivierung von CMV und/oder EBV und/oder Toxoplasma gondii sowie bei Infektion mit einem einzelnen Erreger oder allen drei zusammen. In der Regel erfolgt die Therapie mit 2LXFS aufgrund des hyperreaktiven Immunsystems nicht länger als 2 bis 3 Monate. Danach empfiehlt es sich, auf die erregerspezifischen Mittel zu wechseln.

▸ *2LZONA*

ist ein spezifisches Mittel bei Infektionen oder Reaktivierungen von Varizella Zoster.

In akuten Fällen von Gürtelrose beispielsweise werden bis zu 3 Kps. tgl. verordnet.

Die Therapiedauer richtet sich nach der Serologie, in der Regel beträgt sie 4 Monate bis zur Kontrolle.

14.3 Onkologische Komplexmittel

Zur Behandlung von Tumorpatienten eignen sich die im Folgenden aufgelisteten Präparate.

▸ *2LC1 und 2LC1-N*

eignen sich bei soliden Tumoren jeglichen Ursprungs. Da die beiden Mittel nicht die gleiche Zusammensetzung haben und nicht vorherzusehen ist, auf welches die Patienten besser ansprechen, empfiehlt es sich, 2LC1 im monatlichen Wechsel mit 2LC1-N zu verabreichen. 2LC1 scheint bei epithelialen Krebsformen gut anzusprechen, insbesondere beim Pankreaskarzinom.

Zu dem Krebsmittel 2LC1 gibt es mehrere veröffentlichte Studien von Dr. med. Cesare Santi und Dr. med. C. Mor, welche an der ambulanten onkologischen Abteilung in Mailand durchgeführt wurden. Alle Studien kommen zu dem Resultat, dass 2LC1 die Überlebensrate verlängert, vor allem aber erhöht es die Lebensqualität deutlich.

Auch verbessert es die Verträglichkeit von Chemotherapien und so auch deren Wirkung.[66]

Die Therapie erfolgt bis zur vollständigen Remission des Tumors.

▸ *2LC2*

kommt zum Einsatz, wenn nach vollständiger Remission eines soliden Tumors über eine Dauer von 2 Jahren keine neuen Tumore oder Metastasen aufgetreten sind.

66 Die Mikroimmuntherapie als ergänzende Krebstherapie: Eine Studie mit Metastasen-Patienten. Journal of Tumor Marker Oncology, Band 18, Nummer 2, Frühling 2003, The International Academy of Tumor Marker Oncology Inc. Publishers.

Die Therapiedauer beträgt mindestens 2 Jahre, danach wird alle 2 Monate eine Packung pro Quartal gegeben.

▶ *2LCL1 und 2LCL2*

werden bei lymphatischen Krebsarten gegeben, z. B. bei Hodgkin- und Non-Hodgkin-Lymphomen oder Haarzellleukämien. Zu beachten ist, dass bei diesen Erkrankungen sehr oft ein kausaler Zusammenhang mit EBV besteht. Daher ist hier auf EBV zu testen. Ein positiver EBV ist entsprechend zu therapieren.

Wichtige Kontrollwerte sind hier die Anzahl der Gesamt-Leukozyten sowie die Anzahl der Lymphozyten, Thrombozyten und Erythrozyten. Sind bei einem Leukämiepatienten die Werte der Leukozyten und Lymphozyten erhöht, handelt es sich nicht um ein hyperreaktives Immunsystem. Dieser Immunstatus ist daher auch nicht mit Mitteln gegen Hyperaktivität zu kontrollieren.

Die Therapie dauert bis zur vollständigen Remission.

▶ *2LCL2*

wird erst nach vollständiger Remission gegeben, in der Regel für mindestens 2 Jahre. Wenn eine Lymphopenie vorliegt, also ein Mangel an Lymphozyten besteht, kann begleitend mit 2LEID oder 2LEID-N behandelt werden.

▶ *2LCLM*

ist das Mittel der Wahl bei myeloischer Leukämie. Auch hier ist zusätzlich die Therapie von EBV indiziert.

▶ *2LKAH*

wurde entwickelt zur Behandlung des Plasmozytoms, auch „multiples Myelom" oder „Morbus Kahler" genannt. Hierbei handelt es sich um eine Krebserkrankung, bei der Plasmozyten bei ihrer Entstehung im Knochenmark entarten, sich also unkontrolliert vermehren. Die Erkrankung äußert sich sehr allgemein und unspezifisch, etwa durch Müdigkeit, Erschöpfung, unbeabsichtigten Gewichtsverlust, Nachtschweiß und Fieber. Typischer, aber ebenfalls nicht spezifisch, sind Knochenschmerzen, insbesondere der Wirbelsäule. Auch hier ist eine Reaktivierung von EBV sowie Herpes-Virus Typ 1 und 2 abzuklären. Die Therapie erfolgt bis zur vollständigen Remission.

▸ *2LLNH1*

wurde zur Behandlung von Non-Hodgkin-Lymphomen entwickelt. Auch hier gilt es, EBV abzuklären und gegebenenfalls mit zu therapieren.

Therapiedauer bis zur vollständigen Remission.

▸ *2LTNM*

ist ein relativ neues Mittel zur Behandlung maligner neuraler Tumore, z. B. Hirntumore.

Es wird bis zur vollständigen Remission therapiert.

14.4 Einzelmittel

Die Autorin steht der Verordnung von Einzelmitteln grundsätzlich kritisch gegenüber. Der Grund: Es ist kein ganzheitlicher Ansatz, einzelne Mittel einzusetzen. Eine lineare Anwendung, ohne das Ganze einzubeziehen, entspricht nicht dem Grundkonzept der Mikroimmuntherapie. Die Reaktion des ganzen Netzwerks ist nicht absehbar.

Dennoch gibt es Mittel, die sinnvoll eingesetzt sehr hilfreich sein können.

▸ *Interleukin-10 C30*

Bei einer hochgradigen Reaktivierung von EBV oder einer chronischen Mononukleose kann es unter der Therapie mit 2LEBV zu einer EBV-Krise kommen. Symptome sind Anschwellen der Lymphknoten, grippale Anzeichen, Fieber und Müdigkeit. Da EBV ein IL-10-ähnliches Zytokin produziert, gibt es einen IL-10-Überschuss. Dieser kann mit einer C30-Potenz, also einer hohen Verdünnung, gebremst werden.

▸ *Interleukin-6 C4*

Bei Patienten mit Multipler Sklerose (MS) wird oft ein Mangel an IL-6 nachgewiesen. Dieses schützt jedoch die Myelinscheiden der Nervenzellen. Es sollte daher das Einzelmittel IL-6 in einer niedrigen Potenz hinzugegeben werden.

▶ *RANTES[67] C27*

RANTES ist ein Chemokin, welches insbesondere in der Zahnheilkunde eine wichtige Rolle spielt. So wurden bei Patienten mit Osteonekrose in den Kieferknochen hohe RANTES-Werte gefunden.[68] Bei zahlreichen systemischen Entzündungserkrankungen werden erhöhte RANTES-Werte gemessen. Dazu zählen Erkrankungen des entzündlichen rheumatischen Formenkreises, Allergien, Asthma, Multiple Sklerose und auch einige Tumorerkrankungen.

14.5 Verträglichkeit

Die Mittel sind alle gut verträglich. Wie auch in der Homöopathie kann es zu Erstverschlimmerungen kommen. Bei der Therapie des EBV sind EBV-Krisen möglich, welche ähnlich verlaufen wie grippale Infekte.
Da die Globuli sublingual gegeben werden, erreichen sie in der Regel den Darm nicht. So können auch Patienten mit Laktose-Intoleranz die Produkte einnehmen. Der Mikroimmuntherapie gelingt es daher auch, gerade solche Intoleranzen erfolgreich zu behandeln.

Verträglichkeit mit anderen Methoden

Die Mikroimmuntherapie ist mit allen ganzheitlichen Methoden kombinierbar, insbesondere mit der klassischen Homöopathie, mit deren Hilfe Symptome sowie Konstitution behandelt werden.

14.6 Nosodenpräparate

Nosodentherapie und auch die Isopathie sind wichtige Begleittherapien der Mikroimmuntherapie. Die Form der Therapie entspricht jener der Mikroimmuntherapie, nämlich Gleiches mit Gleichem zu behandeln. Zusätzlich berücksichtigt die Nosodentherapie auch Erreger, für welche die Mikroimmuntherapie keine Komplexmittel anbietet. Die Wahl von Nosodenpräparaten oder isopathischen Mitteln bleibt jedem Therapeuten

67 Eine andere Bezeichnung ist CCL5 (CC-chemokine ligand 5).

68 Lechner J., von Baehr V.: RANTES and fibroblast growth factor 2 in jawbone cavitations: triggers for systemic disease? Int J Gen Med. 2013 Apr 22;6:277-90. doi: 10.2147/IJGM.S43852. Print 2013 http://www.ncbi.nlm.nih.gov/pubmed/23637551 [abgerufen: 16.3.2021]

selbst überlassen, so auch die Wahl der Potenzen. Diese entsprechen den üblichen homöopathischen Regeln.

14.7 Andere Methoden

Ideale Ergänzungen sind außerdem sämtliche Ausleitungsverfahren, Phytotherapie, manuelle Therapien und Energiearbeit. Gerade die Energiearbeit eignet sich sehr bei chronischen Erkrankungen, denn viele Patienten leiden unter Energieverlust durch andauernden Schmerz, Müdigkeit, Infekte oder Allergien.

Weitere sinnvolle Maßnahmen

Es ist immer gut, Herdabklärungen zu veranlassen. Insbesondere Herdbelastungen im Zahnbereich, auch statische Veränderungen, haben an chronischen Erkrankungen einen Anteil von bis zu 50 Prozent. Es ist daher unabdingbar bei der Behandlung auch die Zähne abzuklären und eventuelle Herdbelastungen zu behandeln.

▶ *Orthomolekulare Therapie*

Es ist wichtig Mängel an Nährstoffen, Vitaminen und Spurenelementen zu erkennen und zu therapieren.

▶ *Mitochondriale Therapie*

Abklärungen bezüglich nitrosaminem Stress und Funktionalität der Mitochondrien ist sinnvoll, ebenso eine entsprechende ergänzende Therapie.

15 Krankheitsbilder und ausgewählte Fälle aus der Praxis

15.1 Aufmerksamkeitsdefizit-/Hyperaktivitätsstörung

Die Aufmerksamkeitsdefizit-/Hyperaktivitätsstörung (ADHS), die auch als Aufmerksamkeitsdefizit-/Hyperaktivitätssyndrom oder Hyperkinetische Störung (HKS) bezeichnet wird, gehört zur Gruppe der Verhaltens- und emotionalen Störungen mit Beginn in der Kindheit und Jugend (nach ICD-10: F90–F98 siehe Tabelle). Sie äußert sich durch Probleme mit Aufmerksamkeit, Selbstregulation und Impulsivität sowie manchmal auch durch ausgeprägte körperliche Unruhe (Hyperaktivität).

Es gibt viele Theorien zu den Ursachen dieser Störungen, wenn man dies überhaupt als „Störung" bezeichnen darf. Ein Teil der Kinder leidet sicherlich einfach darunter, dass man in der Schule stillsitzen soll. Nicht alle Kinder können das, das ist aber keine Krankheit!

Klassifikation nach ICD-10[69]

F90.– Hyperkinetische Störungen
F90.0 Einfache Aktivitäts- und Aufmerksamkeitsstörung
F90.1 Hyperkinetische Störung des Sozialverhaltens
F90.8 Sonstige hyperkinetische Störungen
F90.9 Hyperkinetische Störung, nicht näher bezeichnet
F98.– Andere Verhaltens- und emotionale Störungen mit Beginn in der Kindheit und Jugend
F98.8 Sonstige näher bezeichnete Verhaltens- und emotionale Störungen mit Beginn in der Kindheit und Jugend – Aufmerksamkeitsstörung ohne Hyperaktivität

Diskutiert werden unter anderen folgende ursächliche Zusammenhänge:

69 ICD-10 online (WHO-Version 2016) http://www.dimdi.de/static/de/klassi/icd-10-who/kodesuche/onlinefassungen/htmlamtl2016/index.htm [abgerufen 3.3.2016]

- Emotionale, verbale und/oder körperliche Gewaltanwendung,
- Leistungsdruck und Stress,
- erhöhter Zuckerkonsum,
- Nahrungsmittel-Zusätze,
- zu viel Fernsehen und Online-Spiele,
- Impfungen,
- zu wenig elterliche Zuwendung und Aufmerksamkeit.

Kinder, die auffällig sind und von der Schule aus oder nach kinderärztlicher und schulpsychologischer Abklärung Ritalin® nehmen sollen, müssen mikroimmuntherapeutisch abgeklärt werden.

In der Praxis hat sich nebst den vorher genannten möglichen Ursachen in allen Fällen gezeigt, dass ein persistierender EBV-Infekt oder eine hohe Reaktivierung nachgewiesen werden konnte.

Fall 1

Ein junger Patient, Jahrgang 1995, kam erstmals im Oktober 2007 in die Praxis. Die Mutter berichtete von Problemen in der Schule. Der Junge sei schnell abgelenkt und habe Mühe, still zu sitzen. Zudem mangle es ihm an Konzentration. Er selbst sagte, er fühle sich andauernd müde. In der Schule wurde er abgeklärt, was zur Verordnung von Ritalin® führte.

Der Immunstaus zeigte sich deutlich defizitär (nicht dargestellt). Die Gesamtlymphozyten waren erniedrigt, die T4-Zellen stark erniedrigt.

	Oktober 2007	Referenzwert
EBV EA IgG (IF)	<20	Titer <20
EBV VCA IgG (IF)	160	Titer <80
EBV VCA IgM (IF)	<10	Titer <10
EBV EBNA-1 IgG (IF)	**<20**	Titer <20

Hier handelt es sich um einen nicht fertig durchgemachten Primärinfekt mit EBV. EBV VCA IgG ist positiv, d. h., es gab einen Infekt, hingegen ist EBV EBNA IgG negativ, d. h., der Infekt ist nicht abgeschlossen.

Als Nebendiagnose zeigte sich eine allergische Situation mit erhöhten IgE.

Therapie

- Der Junge bekam zunächst 2 Monate 2LEID und 2LEBV, danach 4 Monate nur 2LEBV,
- zusätzlich das Einzelmittel IgE C30 mit tgl. 2 Globuli für 2 Monate.

Ansonsten wurden keine weiteren Therapien angewendet oder verordnet. Das Ritalin® hatte die Mutter für die Dauer der Mikroimmuntherapie abgesetzt.

Kontrolle vom April 2008

	Oktober 2007	April 2008	Referenzwert
EBV EA IgG (IF)	<20	<20	Titer <20
EBV VCA IgG (IF)	160	160	Titer <80
EBV VCA IgM (IF)	<10	<10	Titer <10
EBV EBNA-1 IgG (IF)	<20	**40**	Titer <20

Nach einer Therapiedauer von 6 Monaten wurde EBV EBNA IgG positiv. Auch das Immunsystem war wieder normalisiert. Auch war keine Allergie mehr nachweisbar.

Die Mutter berichtete, dass der Junge sich wesentlich fitter fühlte, besser bei der Sache war und vor allem, dass sich seine Schulnoten sehr gebessert hatten. Er selbst bezeichnete sich als konzentrations- und auch konfliktfähiger. Ritalin® wurde dem Jungen nicht mehr verschrieben. Die Therapie ist abgeschlossen.

Fall 2

Ein 13-Jähriger kam wegen schwerer Verhaltensauffälligkeiten im Mai 2013 erstmals zu uns in die Praxis. Er hatte seine Aggressionen nicht im Griff, geriet immer wieder in Konflikte, die schulische Leistung sowie die Konzentrationsfähigkeit waren schlecht, der schulpsychologische Dienst riet zur Therapie mit Ritalin®.

Anamnese

- Scheidung der Eltern,
- Mutter Alkoholikerin,
- Vater heiratete wieder, der Junge lebte zusammen mit seinem älteren Bruder im Haushalt des Vaters,
- Der Junge trug 2 Hörgeräte, weil er fast nicht mehr hörte.

Das Laborresultat zeigte auch hier einen chronischen persistierenden EBV, der nach 7 Monaten Therapie abgeheilt ist. Interessanterweise war das Hörvermögen zu 100 % wiederhergestellt. Die schulische Leistung und Konzentrationsfähigkeit waren wesentlich verbessert.

Es wurde angeraten, wegen der schwerwiegenden seelischen Störung durch die Sucht der Mutter psychologische Hilfe in Anspruch zu nehmen.

	Mai 2003	Dezember 2013	Referenzwert
EBV EA IgG (IF)	<20	<20	Titer <20
EBV VCA IgG (IF)	160	320	Titer <80
EBV VCA IgM (IF)	<10	<10	Titer <10
EBV EBNA-1 IgG (IF)	**<20**	**20**	Titer <20

15.2 Borreliose

Aus mikroimmuntherapeutischer Sicht richtet sich das Augenmerk bei der Behandlung von Borreliose nicht direkt auf die Borrelien, sondern vielmehr auf das Immunsystem, das nicht mehr kompetent antwortet.

Die Tatsache, dass ein Immunsystem nicht mit den Borrelien fertig wird, kann verschiedene Gründe haben.

Um diese zu finden, sind folgende Untersuchungen nötig:

- Lymphozytentypisierung
- Serologie:
- Familie der Herpes-Viren,
- EBV und CMV,
- Herpes-Virus Typ 1 und 2 sowie Varizella Zoster,
- HLA-Typisierung,
- weitere oder bakterielle Trigger:
- Yersinien,
- Chlamydien.

In der Regel findet sich auch eine Schwermetallbelastung, die mit Ausleitungsverfahren behandelt werden sollten. Des Weiteren sollten Amalgamfüllungen von einem spezialisierten Zahnarzt ersetzt und allfällige Zahnherde wie wurzelbehandelte Zähne entfernt werden.

Erfahrungsgemäß ist meist EBV sehr hoch reaktiviert und das Immunsystem meist defizitär. Beides muss behandelt werden.

Therapie

- Behandlung der Co-Infekte, insbesondere von EBV
- und des geschwächten Immunsystems mit z. B. 2LEID,
- Eigenblut-Nosoden und Borrelien-Nosoden,
- die Wilde Karde hat sich bei Borreliose bewährt.

Eine sehr ernst zu nehmende Erkrankung ist die Neuroborreliose. Diese entsteht dadurch, dass Borrelien in den Liquor des Rückenmarks eindringen konnten. Ein Nachweis von Borrelien-Antikörpern im Liquor ist zur Diagnosestellung erforderlich. Therapeutische Maßnahmen sind äußerst schwierig und erfordern hohe Antibiotika-Gaben bei Beginn, da sich Meningitis und Enzephalitis sowie Lähmungen einstellen können.

Eine Therapie mit Behandlung von EBV, Schwermetallausleitung und der Aktivierung des Immunsystems verbessert oft die Symptome der Borreliose wesentlich.
Nach mehreren Monaten sind keine Borrelien mehr nachweisbar, auch nicht im Lymphozyten-Transformations-Test (LTT). Zu einer Kontrolle der Werte (Immunstatus und Trigger) ist nach der Therapie dringend zu raten. Die Therapie dauert so lange, bis EBV nicht mehr reaktiv ist. Dies ist von Patient zu Patient verschieden. Erfahrungsgemäß klingt eine EBV-Reaktivierung nach frühestens 6 Monaten ab, im längstens Fall aber erst nach 24 Monaten oder später.

Chronische Borreliose

Die Bestimmung des HLA-DR-Genotyps erlaubt die Erkennung von Patienten, die während der Spätphase einer Borrelieninfektion zur Chronifizierung neigen.
Für die Entwicklung einer therapie-refraktären Lyme-Disease ist seit längerem die Assoziation mit HLA-DR2 oder DR4 bekannt (relatives Risiko 22-fach erhöht!). In einer Studie, bei der die Bestimmung der HLA-Subtypen (vierstellige Zahlenfolge) erfolgte, fanden STEERE[70] und Mitarbeiter eine deutliche Assoziation der HLA-Subtypen DRB1*01:01, *15:01, *04:01, *04:02, *04:03, *04:04, *04:05 und *04:07 mit der Entwicklung einer therapie-refraktären Lyme-Disease.[71]

Nebst der o. g. Therapie sollten bei chronischer Borreliose HLA-SMM verordnet und hergestellt werden.

70 Steere A.C. et al. (1990): Association of chronic Lymearthritis with HLA-DR4 and HLA-DR2 Alleles. N.Engl. J. Med. 323.
Steere A.C. et al. (2006): Antibiotic-refractory Lyme arthritis is associated with HLA-DR molecules that bind a Borrelia burgdorferi peptide. JEM 203

71 Institut für Medizinische Diagnostik Berlin – Potsdam MVZ GbR, Diagnostik-Info 214

15.3 Chronisch persistierender EBV-Infekt

Es handelte sich um einen jungen Mann, Jahrgang 1989, der erstmals 2009 in die Praxis kam. Er stand im letzten Jahr des Gymnasiums und kurz vor dem Abitur.

Er klagte über totale Erschöpfung, Unfähigkeit, in die Schule zu gehen, sich zu konzentrieren oder zu lernen. Vor dem Besuch in unserer Praxis hatten ärztliche Abklärungen zu keinem Befund geführt. Es wurde eine psychosomatische Erkrankung angenommen, mit der Annahme, dass der junge Mann einfach keine Lust habe, in die Schule zu gehen.

Auffällig war seine chronische Erschöpfung tagsüber, welche an eine nächtliche Unfähigkeit zu schlafen gekoppelt war.

Auch bei uns zeigten sich alle Laborwerte in der Norm, außer Epstein-Barr-Virus:

	Datum 16.7.2009	Referenzwert
EBV EA IgG IF 40	**40**	Titer <20
EBV VCA IgG IF	320	Titer <80
EBV EBNA-1 IgG IF	**<20**	Titer <20

Kurze Erklärung zu den Referenzwerten:
Die angegebenen Referenzwerte beziehen sich auf einen Zustand, in welchem kein EBV-Infekt jemals stattgefunden hat, wie bei einem Menschen ohne EBV-Kontakt.

In dem Moment, wo bei EBV VCA IgG ein Wert größer als 80 gemessen wird, gab es einen Kontakt mit dem EBV-Virus.

Early Antigene müssen bei einem normalen abgeschlossenen Verlauf negativ sein, IgM muss nach einem Infekt ebenfalls negativ sein. EBV EBNA-1 IgG hingegen muss zwingend positiv sein nach einem abgeheilten Infekt, ansonsten ist der Prozess nicht abgeschlossen und persistiert; hier somit 20 oder mehr.

Bei dem Patienten waren die folgenden Werte auffällig:

- EBV Early Antigen IgG mit 40 (Referenzwert <20) als positiv zu werten, was heißt, es wurden Early Antigene positiv getestet, welche normalerweise nicht vorhanden sein dürften.
- EBV VCA IgG ist mit 320 (Referenzwert <80) entspricht einem normalen Wert bei einem durchgemachten EBV.

- EBV VCA IgM ist negativ, somit handelt es sich nicht um einen frisch erworbenen EBV.
- EBV EBNA-1 IgG ist mit einem Wert <20 und einem Referenzwert <20 als negativ zu bewerten. Alles, was über <20 liegt, wäre ein positiver Wert. Ein negativer Wert von EBV EBNA-1 IgG entspricht einer nicht abgeschlossenen persistierenden Primär-Infektion mit EBV.

Da der Immunstatus unauffällig war, wird er hier nicht dargestellt.

Somit steht fest, dass es sich um einen chronisch persistierenden Erstinfekt mit einer Manifestation von Early Antigenen handelt. Es ist davon auszugehen, dass der Patient sich deshalb so erschöpft und krank fühlte.
Nach Rücksprache mit der Schule und dem Hausarzt wurde dem jungen Mann gestattet, die Schule nur so zu besuchen, wie er körperlich und geistig konnte.

Nach einer Therapiedauer von über 6 Monaten mit 2LEBV wurde erneut kontrolliert.

	Datum 16.7.2009	Datum 16.3.2010	Referenzwert
EBV EA IgG IF	**40**	**20**	Titer <20
EBV VCA IgG IF	320	640	Titer <80
EBV VCA IgM IF	<10	<10	Titer <10
EBV EBNA-1 IgG IF	**<20**	**<20**	Titer <20

- EBV Early Antigen IgG mit 20 (Referenzwert <20) ist immer noch als positiv zu werten, ist jedoch gesunken.
- EBV VCA IgG ist mit 640 (Vorwert 320) ist angestiegen. Dies ist eine erwünschte Veränderung, denn es werden Antikörper gemessen, d. h., das Immunsystem tut nun mehr gegen EBV als bei der ersten Messung.
- EBV VCA IgM ist negativ und bleibt es auch.
- EBV EBNA-1 IgG ist mit einem Wert von <20 und einem Referenzwert <20 als negativ zu bewerten. EBV ist noch nicht komplett durchgemacht.

Dem Patienten ging es noch nicht wesentlich besser, er hatte jedoch einen besseren Schlaf-Wach-Rhythmus. Die Schule hatte er komplett abgebrochen.

Es wurde für weitere 6 Monate mit 2LEBV therapiert.

Im September 2010 begegneten wir einem ausgeglichenen jungen Menschen, der wieder etwas Sport machte. Er war noch nicht ganz fit, aber wollte die Schule nachholen.

Seine EBV-Werte entsprechen seiner Wahrnehmung:

	Datum 16.7.2009	Datum 16.3.2010	Datum 1.9.2010	Referenzwert
EBV EA IgG IF	**40**	**20**	**<20**	Titer < 20
EBV VCA IgG IF	320	640	320	Titer < 80
EBV VCA IgM IF	<10	<10	<10	Titer < 10
EBV EBNA-1 IgG IF	**<20**	**<20**	**20**	Titer < 20

- EBV Early Antigen IgG mit <20 sind nicht mehr vorhanden.
- EBV VCA IgG ist mit 320 (Vorwert 640) gesunken und da, wo man ihn erwarten würde (4-facher Referenzwert), wenn EBV durchgemacht wurde.
- EBV EBNA-1 IgG ist mit einem Wert von 20 positiv und zeigt einen durchgemachten EBV an.

Erst im Jahr 2015 sahen wir den gleichen Patienten wieder. Diesmal war er sehr blass und fühlte sich krank. Er hatte sein Abitur bestanden und studierte nun Informatik, saß viel am Computer und machte zum Ausgleich etwas Sport.

Es ist naheliegend, dass EBV sich hätte reaktivieren können, somit schauten wir als erstes auf die Werte von EBV:

	Datum 1.9.2010	Datum 21.10.2015	Referenzwert
EBV EA IgG IF	**40**	**20**	Titer < 20
EBV VCA IgG IF	320	320	Titer < 80
EBV VCA IgM IF	<10	<10	Titer < 10
EBV EBNA-1 IgG IF	**<20**	**<20**	Titer < 20

In der Tat zeigten sich EBV EA IgG wieder positiv, was einer Reaktivierung von EBV entspricht.

Angesichts der auffälligen Blässe wurde noch Vitamin D bestimmt:

	Datum 21.10.2015	Referenzwert	Erklärung
Vitamin D, 25-OH	**19**	75 – 220 nmol/l	Mangel 30 – 75 nmol/L
			hoher Mangel < 30

Er bekam erneut 2LEBV dazu noch 10‘000 I.E.[72] Vitamin D3 plus Vitamin K2 für 3 Monate.

Nach einer weiteren Konsultation Ende Dezember 2015 ging es dem Patienten wieder ausgesprochen gut.

Dieser Fall soll etwas verdeutlichen:
Es kommen sehr oft Patienten zu uns in die Praxis, die sich völlig krank, ausgelaugt und chronisch erschöpft fühlen. Viele bringen ganze Ordner voller Laboruntersuchungen mit, die alle mal dies oder mal jenes als auffällig ausweisen. Meist erhalten sie Unmengen an Therapien, welche aber auch nach Monaten nur kleine, wenn überhaupt Fortschritte zeigen.

Eine Überprüfung des Epstein-Barr-Virus führt oft zur Ursache. Dennoch können viele Patienten und Patientinnen und auch deren Ärzte der Sache kaum Glauben schenken. Alleine EBV soll so krank machen?

Unsere langjährigen Erfahrungen in der Praxis haben gezeigt, dass das so sein kann. Natürlich müssen allfällige Mängel ebenso diagnostiziert und therapiert werden (z. B. mit orthomolekularer Medizin), jedoch ist z. B. die Reaktivierung von EBV an den chronischen Erkrankungen mit bis zu 80 % immer beteiligt. Wird EBV nicht therapiert, bleiben die Beschwerden bestehen. Eine chronische Erkrankung schlägt auch auf die Psyche, daher sollte eine langfristige Therapie immer mit anderen Methoden ergänzt werden.

Wichtig ist eine gute Betreuung der Patienten. Immer wieder möchten diese eine Bestätigung, dass ihnen sonst nichts fehlt. Aufgrund von zum Teil verwirrenden Informationen aus Internet und sozialen Medien ist es für die Therapeuten nicht immer leicht, diese Versicherung abzugeben. Für beide – Patient und Therapeut — ist es wichtig, geduldig zu sein.

Wenn Ärzte den Patienten sagen, EBV habe jeder und das sei nicht die Ursache ihres Leidens, und dies obwohl der Arzt auch nicht weiß, woran es liegt, tut das niemandem einen Gefallen. Die Aussage, jeder habe EBV, trifft für fast 90 % der europäischen Bevölkerung zu.

72 I.E. = Internationale Einheiten

Die Werte für einen völlig normalen durchgemachten EBVsehen wie folgt aus:

		Referenzwert
EBV EA IgG IF	<20	Titer <20
EBV VCA IgG IF	320	Titer <80
EBV VCA IgM IF	<10	Titer <10
EBV EBNA-1 IgG IF	80	Titer <20

15.4 Epilepsie

Ein ganz eindrücklicher Fall betraf ein Mädchen von 3 Jahren.

Bereits mit zwei Jahren hatte sie schwerste epileptische Anfälle, die nach einer Kombi-Impfung mit Masern, Mumps und Röteln begannen (MMR-Impfung). Aus Verzweiflung kam der Vater in die Praxis. Dort wurden die notwendigen diagnostischen Untersuchungen veranlasst. Das Ergebnis zeigte einen völlig negativen EBV, was überraschend war. Denn zuvor gab es in der Praxis bereits einen Patienten mit Epilepsien, bei dem diese durch EBV verursacht wurden und nach dessen Behandlung mit Mikroimmuntherapie auch heute nach 12 Jahren für immer verschwanden.

Zur Besprechung brachte der Vater einen ganzen Ordner voller Laborresultate mit, unter anderem auch eine korrekte EBV-Analytik, mit EBV VCA IgG positiv und EBV EBNA IgG negativ. Offensichtlich war das niemandem aufgefallen. Mit anderen Worten:

Bei der Analyse im Krankenhaus, vor Behandlung mit Cortison, hatte das Kind EBV positiv mit negativem EBV EBNA IgG, was heißt, dass bei Ausbruch der Krankheit ein persistierender EBV vorlag.

Das Kind wurde zur Probe 2 Monate lang mit 2LEBV behandelt. Die Anfälle waren bereits weniger geworden, und im Serum war nun EBV VCA IgG wieder vorhanden. Nach weiteren 6 Monaten Therapie konnte das Mädchen zum ersten Mal wieder ohne Anfälle leben. Nach weiteren 6 Monaten besuchte das Kind wieder den Kindergarten.

15.5 Morbus Crohn (MC) und Colitits ulcerosea (CU)

Beim Morbus Crohn (MC) handelt es sich um eine chronisch-entzündliche Krankheit, welche den ganzen Intestinaltrakt befällt, vorzugsweise den Dickdarm oder den distalen Dünndarm oder beides.
Die Entzündung findet in den tiefen Schichten der Darmschleimhaut statt, meist handelt es sich um lokale Herde. Regionale Lymphknoten können mitbeteiligt sein.
Die Krankheit kann in Schüben verlaufen, in welchen es zu Fieber und starkem Krankheitsgefühl kommen kann. Oft kommt es zu Gewichtsverlust.

Extraintestinale Symptome sind unter anderen: Aphten, Arthritis, Uveitis, Erythema nodosum. Diese Symptome können Hinweise auf die auslösenden Erreger geben: zum Beispiel sind Aphten vor allem bei Herpes simplex zu beobachten, Arthritis bei Yersinia enterocolitica.

Als genetische Faktoren bei MC wurde die Rolle der Chromosomen 14 und 16 beschrieben sowie der Einfluss von 6 HLA. Diese wirken sich negativ oder positiv aus.

Negative Wirkung von:

- HLA-DR1
- DQ5 und DR13 bei Kaukasiern
- HLA-DR7 bei Franzosen und Deutschen
- HLA-DR4 und DQ4 bei Japanern.

Eine positive Wirkung von HLA DR3 wird vermutet.

Als Auslöser kommen auch hier die mehrfach zuvor genannten Viren und Bakterien infrage. Bei den Bakterien sind es insbesondere solche, die sich in der Darmschleimhaut ansiedeln, im Gegensatz zur Colitis ulcerosa, welche sich eher auf der Darmschleimhaut abspielt. Beide Krankheiten treten gehäuft in Nordeuropa und Nordamerika auf. Mediziner rechnen mit jährlich 4 bis 6 Neuerkrankungen pro 100.000 Einwohner. Italienische Forscher haben festgestellt, dass bei Patienten mit MC und CU der Konsum von Kohlenhydraten sehr hoch ist und ein Zusammenhang mit dem Verzehr von Fast Food besteht.

In der Praxis habe ich häufig eine Beteiligung von Parasiten oder Herpes-1- und -2-Viren beobachtet. Auch allergisch toxisch können Ursachen vorliegen, diese müssen diagnostiziert und behandelt werden. Eine Differenzialdiagnose mit der einheimischen Sprue (Zöliakie) ist angezeigt.

Bei immunsupprimierten Menschen kann es durch die Reaktivierung von Cytomegalovirus zu einer sogenannten „CMV-Colitis" kommen.

Eine der häufigsten Ursachen für M. Crohn sind Yersinia enterocolitica (siehe S. 22), evtl. auch Listerien und Salmonellen. Die Erreger sind alle kälteresistent, es gibt die Hypothese, dass die Einführung von Kühlketten für den Lebensmittelhandel zu einer Zunahme von M.Crohn und Colitis ulcerosa geführt haben könnte.[73]

Yersinia enterocolitica

Die Hauptmanifestation ist ein Durchfall, welcher durch eine Colitis, Enterokolitis oder terminalen Ileitis[74] entsteht. Sie kann 1-2 Wochen, aber auch mehrere Monate dauern. Es kann zu einer Pseudoappendizitis kommen (Symptomatik wie Appendizitis, rechtsseitig betonte Unterbauchschmerzen). Typischerweise kommt es zu vergrößerten Lymphknoten im Abdomen. Die Endoskopie zeigt das Bild einer Colitis ulcerosa oder eines Morbus Crohn. Häufig kommen eine reaktive Arthritis und ein Erythema nodosum hinzu. Eine Yersinien-induzierte Herzmuskelentzündung (Karditis) kann Rhythmusstörungen verursachen. Weitere seltene begleitende Erkrankungen können sein: Urethritis, Glomerulonephritis, Konjunktivitis oder Uveitis (Reiter Syndrom).

Therapie

Darmerkrankungen haben auch immer mit dem Milieu zu tun. Bei der Therapie von chronischen Entzündungen im Verdauungstrakt ist es deshalb wichtig, dass für eine gesunde Darmflora gesorgt wird.

Chronische Darmentzündungen lassen sich gut mit 2LMICI behandeln. Bei akuter Entzündung empfiehlt sich 2LARTH über 1 Woche 3 Kps. tgl.

Praxisbeispiel

Eine Patientin, Jahrgang 1983, kam 2014 mit der Diagnose M. Crohn und dem Wunsch, auf Cortison zu verzichten, erstmals in die Praxis.

---

73 Hugot J.P.: Crohn's disease: the cold chain hypothesis, http://dx.doi.org/10.1016/S0140-6736(03)15024-6 [abgerufen: 16.3.2021]

74 Kato Y., Hattori T., Oh-Ya H., Yoshino S., Kato H.: Acute terminal ileitis and Yersinia enterocolitica infection. Gastroenterol Jpn. 1977;12(1):36-43. http://www.ncbi.nlm.nih.gov/pubmed/863177 [abgerufen 16.3.2021]

Der Immunstaus zeigt ein stark überschießendes Bild, die regulatorischen T-Lymphozyten (Treg) sind stark erniedrigt, was für einen chronischen autoimmunen Prozess (siehe S. 75) spricht. Die NK-Lymphozyten sind stark erhöht.

- IgA im Serum ist stark erhöht, was für einen Entzündlichkeit im Bereich der Schleimhäute (hier Darm) spricht.
- Es besteht ein Mangel an Vitamin D.
- EBV ist reaktiviert,
- Yersinien sind positiv getestet.

Labor vom 14.5.2014:

- Yersinien enterocolitica IgG: 26 U/mL <20
- Yersinien enterocolitica IgA: 54 U/mL <20

Therapie

- Probiotische Therapie (bei einer Yersiniose sind sehr oft Lactobazillen und Colibakterien stark vermindert),
- 2LMICI Mikroimmuntherapie bei Darmentzündungen,
- 2LEBV,
- Astaxanthin (entzündungshemmend und Radikalenfänger),
- Vitamin D3 5000 I.U. pro Tag.

Bereits nach 4 Monaten (ohne Cortison) fühlte sich die Patientin sehr gut. Eine Kontrolle beim Gastroenterologen ergab zwar nach wie vor eine Entzündung im terminalen Ileum, was einer Yersiniose entspricht. Die Therapie wurde so lange fortgesetzt, bis die Yersinien IgA nicht mehr messbar waren, in diesem Fall 12 Monate.

Bei der Colitis ulcerosa (CU) beschränkt sich die chronische Entzündung auf die Schleimhaut des Dickdarms, meist vom Rektum ausgehend, langsam distal aufsteigend. Die Krankheit ist gekennzeichnet durch einen Wechsel von akuten Schüben und beschwerdefreien

Phasen. Im Gegensatz zum M. Crohn wird bei der Colitis ulcerosa öfters Blut im Stuhl beobachtet. Betroffen ist eher die Schleimhautoberfläche.

15.6 Morbus Hashimoto (autoimmune Thyreoiditis)

Es handelt sich hierbei um eine autoimmune Schilddrüsen-Erkrankung, die in der Regel mit einer Unterfunktion einhergeht.

Die Patientin mit Jahrgang 1967 kam erstmals im Juni 2013 zu uns mit einer schweren Neurodermitis in die Praxis. Der ganze Körper war betroffen, Gesicht und Hände waren offen, es bestand ein starker Juckreiz.

Die Kurzanamnese sah folgendermaßen aus:

- bekannter M. Hashimoto,
- Nebendiagnosen: schwere Neurodermitis, Asthma,
- 3 Kinder, davon 2 Zwillinge,
- mit 18 Pfeiffersches Drüsenfieber (EBV),
- mit 27 Windpocken,
- Zähne: saniert, Amalgam nicht ausgeleitet, Kronen aus Gold, Titan-Implantate.

Labor-Diagnostik vom 12.6.2013:

	Pat.-Wert	Referenzwert
EBV EA IgG IF	<20	Titer <20
EBV VCA IgG IF	<80	Titer <80
EBV VCA IgM IF	<10	Titer <10
EBV EBNA-1 IgG IF	<20	Titer <20
Vitamin D, 25-OH	**70**	mmol/l 75-220
T4 frei	13,2	pmol/L 10.0-19.8
T3 frei	3,2	pmol/L 3.1-6.5
TSH	1,59	mU/L 0.35-4.5
TG (Thyreoglobulin) Ak	**200**	kIU/L <60
TPO (Thyreoperoxidase) Ak	**1930**	kIU/L <60
Herpes simplex (HSV) IgG	Pos.	Pos.
Herpes simplex (HSV) IF IgM	<20	Titer <20
Herpes simplex (HSV) IF IgA	**80**	Titer <20

	Pat.-Wert	Referenzwert
Varizella-Zoster (VZV) IF IgG	320	Titer <20
Varizella-Zoster (VZV) IF IgM	<20	Titer <20
Varizella-Zoster (VZV) IF IgA	**80**	Titer <20
Immunglobuline E	**1265**	kIU/L <114

Cytomegalovirus war ebenfalls leicht reaktiviert und Yersinia enterocolitica waren mit IgA positiv.

Es fällt auf, dass EBV, obschon ein Pfeiffersches Drüsenfieber angegeben wurde, negativ erscheint.

Herpes 1+2 sind in IgA mit 80 stark positiv, was auf eine Reaktivierung schließen lässt, ebenso ist Varizella-Zoster-Virus reaktiviert mit IgA positiv.

Es besteht ein Mangel an Vitamin D, die Schilddrüse zeigt sich euthyreot[75] mit erhöhten Autoantikörpern. Es besteht eine allergische Diathese mit stark erhöhten IgE. Eine Allergie-Abklärung inhalativ (Pollen, Hausstaub etc.) wie auch für Nahrungsmittel hat keinerlei Resultate gezeigt.

Die Kombination Herpes 1+2, Varizella-Zoster reaktiviert und IgE erhöht ist in der Praxis eine typische Kombination bei Neurodermitis.

Immunstatus

Es handelt sich um einen reduzierten immunitären Zustand. Die Gesamtlymphozyten sind erniedrigt, prozentual fallen die aktivierten Lymphozyten auf, während sich in der viralen Abwehr eine Pyramide zeigt T8z/T8s, was ein Hinweis auf immunitäre Inkompetenz ist.

75 eine normale Schilddrüsenfunktion aufweisend

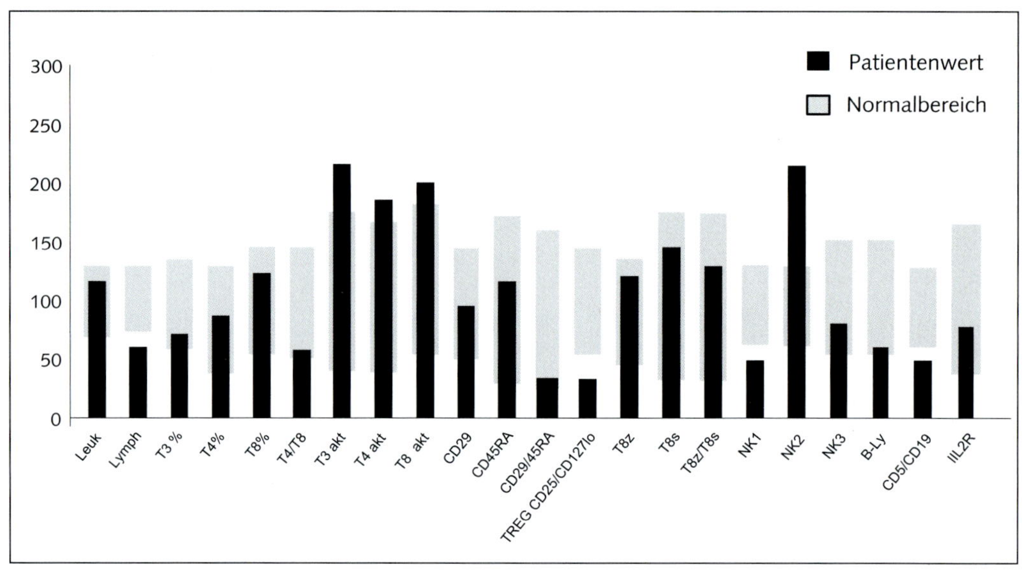

Abb. 28

Therapie

- 2LZONA
- 2LHERP
- 2LALERG
- Neythymun Nr. 29 f + k pro Inject. St. II Amp.1x pro Woche
- Vitamin D3 5000 I.U. tgl.

Nach 5 Monaten Therapie erfolgte eine erste Laborkontrolle, um die Therapie zu bestätigen oder eine andere Strategie zu verfolgen.

	Pat.-Wert 6/2013	Pat.-Wert 11/2013	Referenzwert
EBV EA IgG IF	<20	<20	Titer <20
EBV VCA IgG IF	<80	320	Titer <80
EBV VCA IgM IF	<10	<10	Titer <10
EBV EBNA-1 IgG IF	<20	80	Titer <20
Vitamin D, 25-OH	70	113	mmol/l 75-220
T4 frei	13,2	–	pmol/L 10.0-19.8
T3 frei	3,2	–	pmol/L 3.1-6.5
TSH	1,59	–	mU/L 0.35-4.5

▶

	Pat.-Wert 6/2013	Pat.-Wert 11/2013	Referenzwert
TG (Thyreoglobulin) Ak	200	–	kIU/L <60
TPO (Thyreoperoxidase) Ak	1930	–	kIU/L <60
Herpes simplex (HSV) IgG	Pos.	Pos.	Pos.
Herpes simplex (HSV) IF IgM	<20	<20	Titer <20
Herpes simplex (HSV) IF IgA	80	80	Titer <20
Varizella-Zoster (VZV) IF IgG	320	320	Titer <20
Varizella-Zoster (VZV) IF IgM	<20	<20	Titer <20
Varizella-Zoster (VZV) IF IgA	80	20	Titer <20
Immunglobuline E	1265	1760	kIU/L <114

Es fällt sofort auf, dass nun EBV als durchgemacht erscheint. Dies ist ein Zeichen, dass EBV immunitär eine Bedeutung hat bei dieser Erkrankung und zu therapieren ist.

Varizella Zoster hat sich beruhigt mit IgA 20, jedoch ist Herpes simplex immer noch reaktiviert. Vitamin D ist nun in der Norm.

Die Patientin fühlte sich zwar schon etwas besser, die Haut war auch etwas besser, aber sehr trocken.

Die weitere Therapie sah folgendermaßen aus:

- 2LEBV
- 2LHERP
- 2LALERG
- Borretsch-Öl Kps 3 x tgl 500 mg (wegen der trockenen Haut)
- Neythymun Nr. 29 f + k pro Inject. St. II Amp.1x pro Woche
- Vitamin D3 2000 I.U. tgl.

Eine weitere Kontrolle war erst nach 6 Monaten vorgesehen. Eine Blutentnahme war im Mai 2014 vereinbart. Anlässlich dieses Termins klagte die Patientin über Haarausfall, starken Juckreiz und totale Erschöpfung. Die Neurodermitis befand sich in einem akuten Schub, die Patientin wollte aus der Haut fahren.

Die Laborwerte sehen folgendermaßen aus:

	Pat.-Wert 6/2013	Pat.-Wert 11/2013	Pat.-Wert 5/2014	Referenz-wert
EBV EA IgG IF	<20	<20	<20	Titer <20
EBV VCA IgG IF	<80	320	320	Titer <80
EBV VCA IgM IF	<10	<10	<10	Titer <10
EBV EBNA-1 IgG IF	<20	80	80	Titer <20
Vitamin D, 25-OH	**70**	113	**54**	mmol/l 75–220
Ferritin	101		**24**	µg/L 30–300
T4 frei	13,2	–	10,3	pmol/L 10.0–19.8
T3 frei	3,2	–	3,6	pmol/L 3.1–6.5
TSH	1,59	–	1,2	mU/L 0.35–4.5
TG (Thyreoglobulin) Ak	200	–		kIU/L <60
TPO (Thyreoperoxidase) Ak	1930	–		kIU/L <60
Herpes simplex (HSV) IgG	Pos.	Pos.	Pos.	Pos.
Herpes simplex (HSV) IF IgM	<20	<20	<20	Titer <20
Herpes simplex (HSV) IF IgA	**80**	**80**	**40**	Titer <20
Varizella-Zoster (VZV) IF IgG	320	320	–	Titer <20
Varizella-Zoster (VZV) IF IgM	<20	<20	–	Titer <20
Varizella-Zoster (VZV) IF IgA	**80**	20	–	Titer <20
Immunglobuline E	**1265**	**1760**	**1054**	kIU/L <114

Beurteilung

- Ferritin ist stark erniedrigt,
- Vitamin D ist wiederum im Mangelbereich,
- die Gesamt-Lymphozyten sind ebenfalls erniedrigt (nicht in der Tabelle).

Die Verschlechterung des Zustandes lässt sich zwar mit den Laborresultaten belegen, außer einem Eisenmangel und Vitamin-D Mangel, welcher für den Haarausfall stehen kann, sind die Werte nicht wirklich erklärbar.

Dies könnte ein Hinweis auf ein überlagerndes Störfeld, welches ursächlich meist in den Zähnen zu finden ist, hinweisen. Auch der sehr hohe Allergiewert IgE könnte ein Hinweis darauf sein.

Dazu wurde eine Computer-Regulations-Thermographie veranlasst. Das Ergebnis zeigte:

Massive Zahnstörfelder, Titan-Implantate, insbesondere bei den Goldkronen Störfelder und hohe toxische Belastung. Die Abklärungen beim Zahnarzt und eine labortechnische Untersuchung auf Unverträglichkeiten mittels Lymphozyten-Transfer-Test auf Titan und Gold führten dazu, dass die Goldkronen ersetzt werden mussten. Eine Titan-Unverträglichkeit wurde zum Glück nicht nachgewiesen, somit konnten die Implantate bestehen bleiben.

Es folgte eine Ausleitungstherapie sowie eine größere Zahnbehandlung mit Ersatz der Goldkronen und Brücken.

Therapie

- Vitamin D 3 10'000 I.U. tgl.
- Vitamin K2
- Coral Calcium
- Stoffwechsel-Eisen Dr. Töth (Life Light)
- IgE C30
- Borretsch Öl Kps 3 x 500 mg weiterhin
- 2LEBV, 2LHERP weggelassen, da bis jetzt nicht auf Therapie angesprochen
- Basenpulver von Dr. Töth
- Spirulina-Eisen von Life Light
- Ausleitungstherapie

Die nächste Kontrolle wurde nach 4 Monaten durchgeführt, die Ergebnisse waren folgende:

- Ferritin in der Norm,
- Vitamin D3 in der Norm,
- Gesamtlymphozyten erniedrigt,
- Patientin fühlte sich sehr schwach, aber die Haut war nun besser.

Weitere Therapie

- Weiterhin 2LEBV
- 2LEID 2 Monate lang
- Vitamin D3 noch 2000 I.U tgl.
- L-Lysin 2 x 500 mg tgl.
- NADH 5 mg morgens
- Borretsch Öl Kps. immer noch 3x 500 mg
- Astaxanthin 4 mg tgl.
- Für den noch vorhandenen Juckreiz ein Antihistaminikum, falls es unerträglich wird.

Die größere nächste Kontrolle wurde im August 2015 durchgeführt:

	Pat.-Wert 6/2013	Pat.-Wert 11/2013	Pat.-Wert 5/2014	Referenz-wert
EBV EA IgG IF	<20	<20	<20	Titer <20
EBV VCA IgG IF	<80	320	640	Titer <80
EBV VCA IgM IF	<10	<10	<10	Titer <10
EBV EBNA-1 IgG IF	<20	80	80	Titer <20
Vitamin D, 25-OH	**70**	**54**	**61**	mmol/l 75–220
Ferritin	101	**24**	60	µg/L 30–300
T4 frei	13,2	–	10,3	pmol/L 10.0–19.8
T3 frei	3,2	–	3,6	pmol/L 3.1–6.5
TSH	1,59	–	0,92	mU/L 0.35–4.5
TG (Thyreoglobulin) Ak	**200**	**–**	**134**	kIU/L <60
TPO (Thyreoperoxidase) Ak	**1930**	**–**	**977**	kIU/L <60
Herpes simplex (HSV) IgG	Pos.	Pos.	Pos.	Pos.
Herpes simplex (HSV) IF IgM	<20	<20	<20	Titer <20
Herpes simplex (HSV) IF IgA	**80**	**40**	**40**	Titer <20

►

	Pat.-Wert 6/2013	Pat.-Wert 11/2013	Pat.-Wert 5/2014	Referenzwert
Varizella-Zoster (VZV) IF IgG	320	–	320	Titer <20
Varizella-Zoster (VZV) IF IgM	<20	–	<20	Titer <20
Varizella-Zoster (VZV) IF IgA	80	–	20	Titer <20
Immunglobuline E	1265	2481	1054	kIU/L <114

Nach gut zwei Jahren Therapie geht es der Patientin wesentlich besser, dafür sprechen auch die viel besseren Laborwerte. Dennoch es ist noch nicht alles ausgestanden:

- EBV ist gestiegen und erscheint nun reaktiviert,
- Herpes 1+2 ist ebenfalls noch reaktiv mit IgA positiv,
- die autoimmunen Schilddrüsen-Antikörper sind zwar gesunken, aber immer noch vorhanden,
- auch besteht immer noch eine hohe allergische Disposition, jedoch weniger als zu Beginn der Therapie.

Die weitere Therapie besteht aus:

- 2LHERP
- 2LEBV
- 2LALERG
- Vitamin D 2000 I.U. täglich
- L-Lysin 3 x 500 mg täglich
- Borretsch Öl Kps. 3 x 500 mg tgl

Dieser Fall zeigt, dass mithilfe der Mikroimmuntherapie komplexe autoimmune Erkrankungen so therapiert werden können, dass die Krankheit erträglich wird. Weiter wird hier demonstriert, dass es mehrere Ansätze benötigt, um komplexe Erkrankungen zu therapieren und dass es Geduld braucht, die der Patientin und auch der Therapeutin. Es wird bestimmt nochmals zwei Jahre dauern, bis alle Symptome verschwunden sind und es wird auch Rückschläge geben!

15.7 Multiple Sklerose

Bei der Multiplen Sklerose (MS) wirken chronisch-entzündliche Prozesse meist im Gehirn oder im Bereich des Rückenmarks.

Die Krankheit geht einher mit der Zerstörung der Myelinscheiden der Nervenzellen. MS ist eine autoimmune, meist postinfektiöse Erkrankung, die sich je nach der genetischen Veranlagung entwickelt. Es braucht für die Entwicklung von MS im Prinzip drei Komponenten:

- die genetische Disposition,
- Erreger, die zu einer Entzündung im Gehirn oder Rückenmark führen und
- eine toxische Komponente, die die Bluthirnschranke zerstören kann.

Eine hohe genetische Disposition ist gegeben:
Bei HLA-DR2 und HLA-DQ2 sowie bei HLA-DR3, ein Merkmal, das häufig im Zusammenhang mit HLA-A1 und HLA-B8 steht, seltener bei HLA-A3 und -B7.

Als Auslöser kommen u.a. vor allem sogenannte „neurotrope" (Nerven angreifende) Erreger infrage, aber auch sämtliche Auslöser von autoimmunen Prozessen:

- Die gesamte Familie der Herpes Viren allen voran: EBV[76]
- und Varizella Zoster,
- Masern,
- FSME-Virus (Erreger der Frühsommerlichen Meningokokken Enzephalitis)
- Polio-Viren,
- Cytomegalovirus,
- Adenoviren,
- Canine distemper virus CDV, Hundestaupe[77],
- JC Virus[78] Humanes Polyomavirus 2, JC-Polyomavirus.

Inwieweit z.B. eine chronisch toxische Belastung im Zahnbereich für die Zerstörung der Blut-Hirn-Schranke verantwortlich gemacht werden kann, wurde leider niemals untersucht. Dies scheint aber durchaus im Bereich des Möglichen zu liegen. So können hochtoxische Metalle, wie Quecksilber, Silber und Zinn, in das Zentralnervensystem eindringen.

76 Ascherio, A., MD, DrPH and Munger, K.L., MSc , Environmental risk factors for multiple sclerosis. Part I: The role of infection, Annals of Neurology 19 APR 2007 http://dx.doi.org/10.1002/ana.21117 [abgerufen 16.3.2021]

77 Hodge, M.J., MD, PhD and Wolfson, C., PhD Canine distemper virus and multiple sclerosis, Neurology August 1997 vol. 49 no. 2 Suppl 2 S62-S69 http://dx.doi.org/10.1212/WNL.49.2_Suppl_2.S62 [abgerufen 16.3.2021]

78 Im Zusammenhang mit der Einnahme von Tysabri® wird MS-Patienten, welche das JC-Virus in sich tragen, empfohlen, das Medikament nicht über einen längeren Zeitraum einzunehmen, weil es zu einer Enzephalitis kommen könnte. Es fragt sich natürlich, inwiefern das JC-Virus ursächlich an der Entstehung von MS beteiligt sein könnte?

Einige Forscher haben auch einen Zusammenhang zwischen MS und zerstörenden Fettsäuren gefunden. Es wurde nachgewiesen, dass bestimmte Substanzen, wie Arachidonsäure, die Entzündung fördern. Sie ist quasi der Brennstoff für den Entzündungsmotor.

Linolsäure in der Nahrung bildet die Vorstufe der Arachidonsäure. Damit sich die Beschwerden nicht verschlimmern, sollten Menschen mit entzündlich-degenerativen Erkrankungen wie MS oder Rheuma eine Linolsäure arme Diät einhalten.

Meist verläuft die Krankheit in Schüben mit Symptomen wie:

- Empfindungsstörungen und motorische Schwächen,
- Entzündung des Sehnervs,
- Funktionsstörung des Blasenschließmuskels,
- Sprachstörungen.

Die Therapie ist in jeden Fall individuell, dennoch gilt grundsätzlich:

- Entgiftungstherapie und Milieu-Umstimmungstherapie,
- Behandlung der individuellen viralen oder bakteriellen Belastungen,
- Immuntherapie abhängig von Immunstatus und Serologie,
- die Mikroimmuntherapie bietet das Produkt 2LSEP an.

Unterstützend zur Wiederherstellung der Myelinscheiden wirken körpereigene Nervenregenerationsfaktoren wie Transforming growth factor (TGF-ß), Ciliary neurotrophic factor (CNTF) und Glial cell-line derived neurotrophic factor (GDNF). Diese Substanzen sind in homöopathischer Verdünnung erhältlich.

▸ Zusammenfassung

Die Multiple Sklerose (MS) ist eine multifaktorielle Erkrankung. Zu ihrer Entstehung braucht es mehrere Auslöser, welche zusammenwirken. Gesichert ist, dass Schwermetalle wie Quecksilber in Amalgamfüllungen in der Lage sind, die Blut-Hirn-Schranke zu zerstören. Der führende deutsche Hersteller von Amalgam hat in einem viel beachteten Gerichtsprozess einer MS-Patientenorganisation eine sehr große Summe überwiesen, wurde aber nicht schuldig gesprochen – dennoch hat die Firma seitdem die Herstellung von Amalgam eingestellt. Quecksilber kommt auch in Impfstoffen vor. Diese könnten daher mitverantwortlich sein für die Zerstörung der Blut-Hirn-Schranke, wodurch es den viralen Erregern ermöglicht wird, ins Gehirn zu gelangen. So sind bei MS-Patienten etwa Masern-, Polio- oder FSME-Viren häufig sogar im Liquor nachweisbar.

Bei der Entstehung von MS spielen zwei Faktoren eine wichtige Rolle: das Vorhandensein von Auslösern und das Vorhandensein MS-assoziierter HLA-Merkmale. Neben den bereits genannten Erregern verursachen auch neurotrope Erreger Multiple Sklerose, vor allem aber auch EBV. Dass EBV eine bedeutende Rolle bei MS spielt, haben wissenschaftliche Untersuchungen bestätigt. Es ist anzunehmen, dass dieselben Mechanismen bei allen autoimmunen Erkrankungen wirken, abhängig jedoch von den HLA-Merkmalen.

Die Vermutung, dass externe Faktoren für die Attacke des Immunsystems auf die Myelinscheiden im Inneren von Gehirn und Rückenmark verantwortlich sind, die zur MS führen, ist nicht neu. Das EBV gehört seit Langem zum engeren Kreis der Verdächtigen.

Neueste Erkenntnisse haben gezeigt, dass bei Patienten mit MS die Jugularvenen (Halsvenen) kollabiert sind. Es kommt zu Verengungen bis hin zu kompletten Stenosen. Dadurch kann das Blut nicht korrekt aus den Hirnarealen abgeführt werden. Zirkulierende virale oder bakterielle Erreger verbleiben somit länger im Gehirn. Auch kommt es zu Druckunterschieden, was zur Kompression von Hirnarealen führen kann. Diese Veränderungen, die mit dem Begriff „chronische cerebro-spinale venöse Insuffizienz" (CCSVI)[79] beschrieben werden, sind zurzeit ein Streitpunkt der MS-Forschung.

15.8 Neurodermitis

In unserer Praxis haben wir viele Fälle mit Neurodermitis. Die Fälle sind sich alle ähnlich:

- Reaktivierung von EBV,
- Reaktivierung von Herpes simplex,
- und/oder Varizella Zoster.
- Bei manchen Fällen ist eine allergische, bei anderen eine entzündliche Komponente zu finden, oft auch beides gleichzeitig.
- Der Immunstaus ist meist geschwächt in beiden Anteilen der Abwehr, viral und bakteriell.

Das folgende Beispiel illustriert den Fall einer jungen Frau im Alter von 17 Jahren. Sie geht noch zur Schule und ist Spitzensportlerin.

79 Zamboni P, Galeotti R, Menegatti E, Malagoni AM, Tacconi G, Dall'Ara S, Bartolomei I, and Salvi F: Chronic cerebrospinal venous insufficiency in patients with multiple sclerosis. Journal of Neurology, Neurosurgery, and Psychiatry. 2009 Apr; 80(4): 392-9.

Serologie

	März 2002	Referenzwert
EBV EA IgG IF	<20	Titer <20
EBV VCA IgG IF	1280	Titer <80
EBV VCA IgM IF	<10	Titer <10
EBV EBNA-1 IgG IF	<40	Titer <20
Herpes 1 und 2 IgG	640	Titer <20
Herpes 1 und 2 IgM	<20	Titer <20
Herpes 1 und 2 IgA	80	Titer <20
Varizella Zoster IgG	320	Titer <20
Varizella Zoster IgM	<20	Titer <20
Varizella Zoster IgA	160	Titer <20
IgA gesamt	210	g/l <80
IgE gesamt	324	kIU/Lit <114

In der Serologie fällt sofort der reaktivierte EBV auf. Hinzu kommen die IgA-positiven Werte für Herpes-Virus Typ 1 und 2 sowie für Varizella Zoster.

Typisch ist auch die sowohl entzündliche wie auch allergische Diathese, welche in den stark erhöhten Werten von IgA gesamt und IgE gesamt zum Ausdruck kommen.

Lymphozytentypisierung

Es stand 2002 noch keine Grafik für den Immunstatus zur Verfügung.

Erhöht waren: T3- und T8-Lymphozyten, die T4-Lymphozyten, waren erniedrigt. Dies entspricht einer Pyramide im bakteriellen Bereich. Auch die zytotoxischen T8-Lymphozyten waren im Verhältnis zu den T8s erniedrigt, was einer zweiten Pyramide im viralen Bereich entspricht.

Zwei Pyramiden sind ein Hinweis auf eine psychische Komponente. Als Skirennfahrerin stand die Patientin unter einem sehr starken Leistungsdruck, und eine Neurodermitis bedeutete das Aus für den Sport, denn sie konnte die enganliegende Rennkleidung nicht mehr (er-)-tragen.

Therapie
Die Therapie gestaltete sich hier etwas schwierig und bedurfte auch der Geduld der Patientin.

Die ersten zwei Monate erhielt sie 2LEBV und 2LEID täglich, dazu im täglichen Wechsel 2LHERP und 2LZONA.

Danach nahm die Patientin 4 Monate lang 2LEBV sowie 2LHERP und 2LZONA im täglichen Wechsel.

Während der Therapie bekam die junge Frau heftige und stark juckende Ausschläge, die sie an der Ausübung ihres Sports hinderten. Die Verschlechterungen könnten das Resultat der Therapie gewesen sein. Zum Beispiel dann, wenn Herpes 1 und 2 sich zuvor im System „versteckt" hielten und jetzt über die Haut nach außen ausbrechen.

Hinzu kamen Lymphdrüsenschwellungen als Zeichen der entzündlichen Diathese.

Zur Erleichterung bekam sie Lymphomyosotis® Trpf. von HEEL® (Schweiz: Myosotis® comp.). Da es damals noch kein spezifisches Mittel für Entzündungen wie 2LINFLAM gab, bekam die Patientin 2 Monate lang 2LALERG und 2LARTH verschrieben. Diese waren im Wechsel einzunehmen, jeweils ein 10er-Streifen vom einen und dann ein 10er-Streifen vom anderen.

Kontrolle
Der Patientin ging es nach sechs Monaten deutlich besser. Es plagten sie jedoch immer wieder juckende Ausschläge in den Ellenbeugen und Kniekehlen. Aus Kostengründen wurde auf einen erneuten Immunstatus verzichtet.

Serologie

	März 2002	Sept. 2002	Referenzwert
EBV EA IgG IF	<20	<20	Titer <20
EBV VCA IgG IF	1280	320	Titer <80
EBV VCA IgM IF	<10	<10	Titer <10
EBV EBNA-1 IgG IF	40	80	Titer <20
Herpes 1 und 2 IgG	**640**	**160**	Titer <20
Herpes 1 und 2 IgM	<20	<20	Titer <20
Herpes 1 und 2 IgA	**80**	**40**	Titer <20
Varizella Zoster IgG	**320**	80	Titer <20
Varizella Zoster IgM	<20	<20	Titer <20
Varizella Zoster IgA	**160**	**20**	Titer <20
IgA gesamt	**210**	**110**	g/l <80
IgE gesamt	**324**	**160**	kIU/Lit <114

In allen Bereichen haben sich die Werte deutlich verbessert. Behandlungsbedürftig sind noch:

- Herpes Typ 1 und 2,
- IgA als Entzündung der Schleimhäute zu werten
- und das erhöhte IgE, Hinweis auf allergische Komponenten.

Weitere Therapie
Es erfolgte die Gabe von 2LHERP für 2 Monate sowie im Wechsel alle 10 Tage die Gabe von 2LALLERG und 2LARTH als 10er-Streifen.

Nach weiteren 2 Monaten war die junge Frau völlig beschwerdefrei. Es wurde keine weitere Diagnostik gemacht.
Unterdessen hatte sie ihr Leben geändert und dem Skirennsport den Rücken gekehrt. Mit dieser Entscheidung hat sie ihrem Immunsystem geholfen, sich zu harmonisieren.

Bei der ersten Auflage dieses Buches lag der Fall 10 Jahre zurück und die Patientin hatte nie wieder Beschwerden. Sie hatte angeregt, dieses Buch zu schreiben!

Im Jahr 2010 kam sie erneut in die Praxis.

Sie hatte bis 2010 nie wieder Neurodermitis. Nach einem schweren Sturz von einer Kletterwand hatte sie sich 2 Lendenwirbel gebrochen, welche in einer ersten Operation ersetzt und in einer 2. Operation fixiert werden mussten.

Eine Woche nach der 2. Operation brach die Neurodermitis wieder aus.

Immunstatus

Das Immunsystem[80] zeigte in der extrazellulären Abwehr (T4, T8) eine Pyramide und in der intrazellulären (T8z, T8s) eine Treppe. Diese Konstellation kann als Ausdruck des erlittenen Traumas gewertet werden. Es stand nach dem Unfall nicht sofort fest, ob sie bleibende Schäden erlitten hatte.

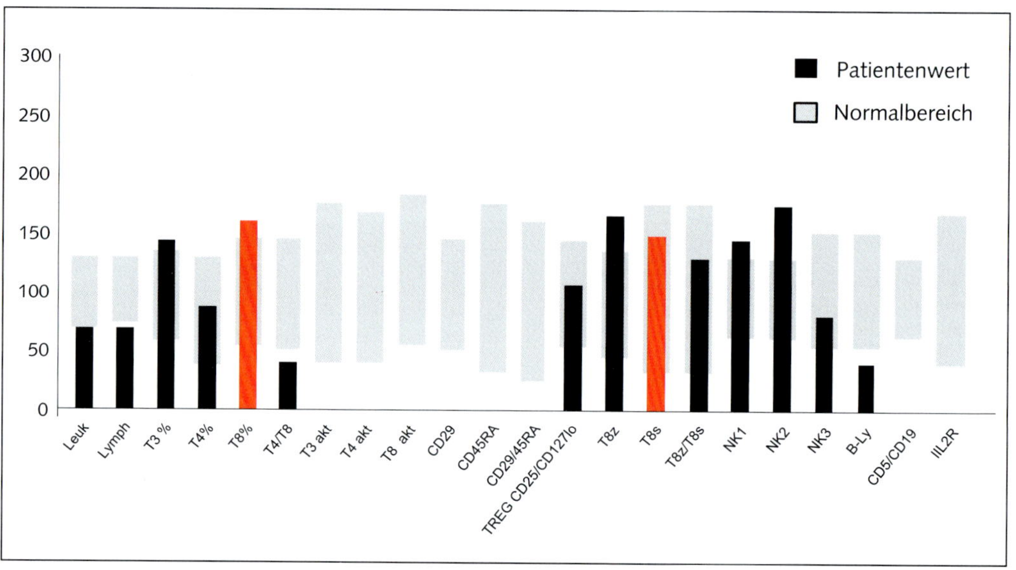

Abb. 29

80 Der Befund stammt aus dem Jahr 2010, damals wurden noch nicht alle Werte in der Lymphozytentypisierung gemacht, deshalb erscheinen einige Werte nicht.

Serologie

	März 2002	Sept. 2002	Juli 2010	Referenzwert
EBV EA IgG IF	<20	<20	<20	Titer <20
EBV VCA IgG IF	**1280**	320	160	Titer <80
EBV VCA IgM IF	<10	<10	<10	Titer <10
EBV EBNA-1 IgG IF	40	80	20	Titer <20
Herpes 1 und 2 IgG	**640**	160	**640**	Titer <20
Herpes 1 und 2 IgM	<20	<20	<20	Titer <20
Herpes 1 und 2 IgA	**80**	**40**	**80**	Titer <20
Varizella Zoster IgG	320	80	160	Titer <20
Varizella Zoster IgM	<20	<20	<20	Titer <20
Varizella Zoster IgA	**160**	**20**	**<20**	Titer <20
IgA gesamt	**210**	**110**	**193**	g/l <80
IgE gesamt	**324**	**160**	**324**	kIU/Lit <114

Es ist deutlich zu sehen, wo die Reaktivierung durch das Trauma stattgefunden hat:

- EBV erscheint gesamthaft zu niedrig, d. h., die Anzahl der Antikörper ist ungenügend; es könnte sein, dass EBV das Immunsystem blockiert.
- Herpes 1 und 2 sind reaktiviert mit IgA positiv,
- IgA und IgE gesamt sind wieder deutlich erhöht.

Therapie

- Für 2 Monate 2LEID und 2LEBV
- Für weitere 4 Monate 2LHERP und 2LALERG

Danach war die Patientin wieder vollkommen beschwerdefrei. Im August 2013 kam ihr erstes Kind gesund zur Welt.

15.9 Pap-Abstrich und Humane Papilloma-Viren (HPV)

Leider führen Begrifflichkeiten immer wieder zu Missverständnissen. Der sogenannte „Pap-Abstrich" hat zunächst mit Papilloma-Viren nichts zu tun!

Der Pap-Test wurde von dem griechischen Arzt George Papanicolaou entwickelt und 1928 vorgestellt. Er beruht auf der Beurteilung von gefärbten Zellabstrichen vom Zervix (Muttermund der Frau) und wird zur Früherkennung eines Gebärmutterhalskrebses verwendet.

Die Testresultate werden in folgende Kategorien eingeteilt:

Pap I	Normalbefund, unauffällig
Pap II	Leichte Veränderungen sichtbar
Pap III	Unklare bzw. zweifelhafte Befunde
Pap IIID	Dysplasie-Befunde, Zellveränderungen
Pap IV	Unmittelbare Vorstadien des Zervixkarzinoms
Pap V	Zervixkarzinom

Eine Ursache von Gebärmutterhalskrebs können unter anderen Papilloma-Viren sein. In der Praxis hat sich gezeigt, dass wesentlich häufiger Herpes 1 und 2 als Papilloma-Viren bei einem schlechten Pap-Test ursächlich eine Rolle spielen.

Therapie bei Pap II-IV

1. Oft ist bei einem schlechten Pap-Test in Hintergrund einen Reaktivierung von EBV zu finden, deshalb muss EBV immer abgeklärt (im Abstrich und im Serum) und auch therapiert werden. Therapie mit 2LEBV.
2. Sind Herpes Typ 1 und 2 beteiligt (Nachweis im Abstrich oder im Serum), dann müssen auch diese therapiert werden. Therapie mit 2LHERP.
3. Papilloma-Viren müssen im Genitalbereich nachgewiesen werden, um sie zu behandeln. Dies ist auch mittels Abstrich möglich, jedoch muss dann eine PCR (siehe Fußnote S. 117) für mögliche Viren durchgeführt werden, dabei sollten auch immer andere Viren, wie Herpesviren mitgetestet werden.

Es gibt verschiedene Papilloma-Viren. Sie werden in Risikogruppen eingeteilt, je nachdem wie stark die Relevanz bei der Entstehung von Zervikal-Krebs ist.

Die Typen sind:

- „low-risk"-Viren
  Zu dieser Gruppe werden HPV 6 und 11 gezählt, sie sind als Hauptverursacher von Warzen in Genitalbereich (Condylomata acuminata, auch „Feigwarzen" genannt) bekannt. Weitere Low-risk-Typen sind 40, 42, 43, 44, 54, 61, 70, 72, 81 und CP6108.
- „high-risk"-Viren
  HPV 16, 18, 31 und 33, aber auch 35, 39, 45, 51, 52, 56, 58, 59, 68, 73 und 82. Bei beinahe jedem Auftreten eines Zervixkarzinoms ist mindestens eine der High-risk-HPV-Gruppen in einem HPV-Screening nachweisbar. Auch einige Krebserkrankungen im Bereich des Afters sowie des Mundes gelten als HPV-assoziiert.
- möglicherweise „high-risk"-Viren
  Hierzu werden HPV 26, 53 und 66 gezählt.
- Viren ohne eindeutige Risikozuordnung (HPV genotypes of undetermined risk)

Bei Vorhandensein von Papilloma-Viren wird mit 2LPAPI therapiert. Zur Anwendung und Wirksamkeit von 2LPAPI liegt eine Studie vor[81]. Die Dauer richtet sich nach dem Abstrich-Ergebnis, es muss auch zur Kontrolle der Therapie eine PCR von HPV veranlasst werden.

81 Thomas G., Cluzel H., Lafon J., Bruhwyler J. and Lejeune B.: Efficacy of 2LPAPI®, a Micro-Immunotherapy Drug, in Patients with High-Risk Papillomavirus Genital InfectionAdvances in Infectious Diseases, 2016, 6, 7-14 Published Online March 2016 in SciRes. http://www.scirp.org/journal/aid http://dx.doi.org/10.4236/aid.2016.61002 [abgerufen 2.6.2016]

16 Mikroimmuntherapie bei Krebs

Die Diagnose „Krebs" löst bei den meisten Menschen Panik aus. Es ist deshalb kein leichtes Thema, weder in der Praxis noch in diesem Buch, über Krebs zu sprechen. Vom Therapeuten wird eine möglichst neutrale Haltung verlangt, da es nicht erlaubt ist, Menschen von einer konventionellen Krebstherapie abzubringen. Dies ist dann nicht nötig, wenn Patienten mit dem ausdrücklichen Wunsch kommen, dass sie keine weiteren schulmedizinischen Maßnahmen wünschen.

Krebs ist eine sehr komplexe Erkrankung, deren Entstehung viele Komponenten haben kann. In diesem Buch kann lediglich auf die mikroimmuntherapeutischen Aspekte von Krebs eingegangen werden.

16.1 Solide Tumoren

In der Regel sollte ein solider Tumor chirurgisch entfernt werden, um ein Streuung zu verhindern. Im Weiteren sollten krebsfördernde Faktoren aus Umwelt und aus der Ernährung möglichst ausgeschaltet und gemieden werden. Krebs stellt immer eine Degeneration von Zellen dar. Die degenerierten Zellen werden vom Immunsystem entweder nicht erkannt und können sich ungehindert teilen oder das Immunsystem ist so geschwächt, dass es die defekten Zellen nur ungenügend zerstören kann. So kommt es zu unkontrolliertem Zellwachstum und der Bildung von Tumoren. Krebs dringt nicht von außen in die Zellen ein, sondern ist etwas, was sich in den Zellen entwickelt.

Ursachen dafür können sein:

- Strahlung, insbesondere Radioaktivität,
- toxische Substanzen in Umwelt und Nahrung,
- Medikamente, Tabak- und Alkoholkonsum,
- Stress, psychische Belastung, Verlust einer positiven Lebensführung,
- chronische Infekte,
- chronische Entzündungen,
- natürliche Alterung von Zellen.

Die Ursächlichkeit von chronischen Infekten ist für den Mikroimmuntherapeuten von größter Bedeutung. Mehrere Studien[82,83] zeigen deutlich auf, dass zumindest 6 humane Viren, welche sich in die DNA einbauen, ein Krebsrisiko darstellen und bei 10-15 % aller Krebsfälle weltweit beteiligt sind.

Dies sind:

- Epstein-Barr-Virus (EBV),
- Hepatitis-B-Virus (HBV),
- Hepatitis-C-Virus (HCV),
- humanes Papilloma Virus (HPV),
- humanes lymphotropes T-Zell-Virus (HTLV-1),
- das mit dem Kaposi Sarkom assoziierte Virus (KSHV).

Die Mechanismen der Krebsentstehung durch diese Viren sind sehr komplex. Zum Teil wird die Apoptose behindert oder es wird die Zellteilung beschleunigt, damit sich Zellen, welche das Virus haben, unerkannt und schneller vermehren können.

Praxiserfahrung bei Krebs

Aus der Praxis ergeben sich folgende, häufig beobachtete Zusammenhänge zwischen Erregern oder Noxen und Krebsentstehung:

- *Hirntumore* vor allem bei Kindern scheinen durch das JC-Virus gefördert zu werden.[84] Auf der anderen Seite scheint es erwiesen, dass Glioblastome bei Patienten mit durchgemachten Windpocken wesentlich seltener sind als bei Patienten, die nie Windpocken hatten.[85]

- *Karzinome im Mund- und Rachenbereich sowie Kehlkopfkrebs* entstehen mehrheitlich durch toxische Substanzen Ursachen sind vor allem Alkohol- und Tabakmissbrauch.

---

82 Martin D; Gutkind JS.: Human tumor-associated viruses and new insights into the molecular mechanisms of cancer. Oncogene. 2008 Dec;27 Suppl 2:S31-42. doi: 10.1038/onc.2009.351. http://www.ncbi.nlm.nih.gov/pubmed/19956178 [abgerufen 16.3.2021]

83 White M.K., Pagano J.S., Khalili K. Clin Microbiol Rev. 2014 Jul;27(3):463-81. doi: 10.1128/CMR.00124-13. Viruses and human cancers: a long road of discovery of molecular paradigms. http://www.ncbi.nlm.nih.gov/pubmed/24982317 [abgerufen 16.3.2021]

84 Okamoto H., Mineta T., Ueda S., Nakahara Y., Shiraishi T., Tamiya T., Tabuchi K.: Detection of JC virus DNA sequences in brain tumors in pediatric patients. http://www.ncbi.nlm.nih.gov/pubmed/15881753 [abgerufen: 16.3.2021]

85 Amirian, E.S., et al.: History of chickenpox in glioma risk: a report from the glioma international case–control study (GICC), Article first published online: 13 MAR 2016, DOI: 10.1002/cam4.682 [abgerufen 16.3.2021]

- *Schilddrüsen-Krebs* wird mehrheitlich durch radioaktive Strahlung verursacht, mögliche Ursache kann auch Jodmangel (Kropfentstehung) sein. Ferner beobachtet die Autorin bei vielen Fällen die Reaktivierung von EBV und Herpes-simplex-Viren.

- *Lungenkrebs und Kleinzelliges Bronchialkarzinom* hängen in erster Linie mit Tabakkonsum zusammen, aber auch mit Berufskrankheiten, wie Asbestose, Psittakose[86] sowie chronisches Asthma, verursacht durch Inhalation toxischer Substanzen oder Feinstaub z. B. Mehlstaub bei Bäckern.

- *Brustkrebs* steht leider sehr oft im Zusammenhang mit der Antibaby-Pille. Auch Hormone aus der Umwelt (z. B. Weichmacher im Trinkwasser) können kanzerogen wirken. Im Zusammenhang mit Zystenbildung steht in erster Linie Herpes simplex. Somit kann in der Folge dieses Virus auch bei Brustkrebs mitverantwortlich gemacht werden. Es besteht auch ein Zusammenhang zwischen Brustkrebs und chronischen Entzündungen im Kieferknochen. *„Gleichzeitig hohe Werte von CCL5/RANTES-Spiegeln und Brustkrebs-Metastasen wurden in Gewebeproben bei Kieferknochen-Osteopathien) beobachtet."*[87]

- *Krebs im Magen-Darm-Trakt* kann im Zusammenhang mit Helicobacter pylori stehen. Die Ernährung hat hier einen maßgeblichen Anteil. Nicht zu unterschätzen sind Koffein und ähnliche Substanzen (z. B. Nikotin), welche die Magenschleimhaut reizen und zu einer chronischen Gastritis führen können. Dickdarmkrebs kann Folge von Abführmittelmissbrauch sein oder chronischen entzündlichen Prozessen wie Zöliakie, Morbus Crohn und Colitis ulcerosa. Ein Bezug zum Papillomavirus wird vermutet. Ebenso erhöht der Konsum von nitratreichen Lebensmitteln, Wurstwaren etc. das Krebsrisiko.

- Die Entwicklung von *Bauchspeicheldrüsenkrebs* wird begünstig durch chronische Pankreatitis und Diabetes. Nikotinabusus, Übergewicht und Vitamin-D-Mangel sind ebenfalls Risikofaktoren.

- *Krebs im Urogenitaltrakt* kann durch aufsteigende bakterielle und virale chronische Entzündungen gefördert werden. Es sind dies vor allem Papilloma-Viren, Herpes simplex 1 und 2, Chlamydia trachomatis, Yersina enterocolitica. Gebärmutterhals-

86 Durch Vogelkot eingeatmete Chlymydiaphila Psittaci vor allem bei Tierpflegern und Taubenzüchtern.

87 Lechner J., von Baehr V.: Hyperaktivierte Signaltransduktionskaskaden des Chemokins RANTES/CCL5 in Osteopathien des Kieferknochens beim Mammakarzinom. Deutsche Zeitschrift für Onkologie 2013; 45: 105–111 http://www.deguz.de/files/DEGUZ/Foto/Artikel/Deutsche_Zeitschrift_fuer_Onkologie_Lechner_vBaehr.pdf [abgerufen 16.3.2021]

Krebs entsteht häufig im Zusammenhang mit bestimmten Papilloma-Viren[88] und auch Herpes 1 und 2. Prostatakrebs ist sehr häufig mit Herpes 1 und 2 assoziiert und oft die Folge einer chronischen Prostatitis. Diese kann auch durch z. B. Radfahren oder das Tragen sehr enger Hosen entstehen.

Therapie

Eine ursächliche Krebstherapie beinhaltet folgende Komponenten:

- Ausschalten der Umweltbelastungen,
- Bekämpfung der oncogenen Viren,
- Stärkung des Immunsystems,
- Beurteilung der Lebenssituation und Führung sowie eventuelle therapeutische Maßnahmen, welche zu einer gesunden Psychohygiene führen.

Die Mikroimmuntherapie hat dafür geeignete Mittel. Diejenigen, welche virale Belastungen behandeln, und jene, welche für Krebstherapien entwickelt wurden.

- In der Regel wird 2 Jahre lang mit 2LC1 oder 2LC1-N[89] gegeben, bis zur kompletten Remission des Tumors, danach während weiterer 2 Jahre 2LC2.
- Für Hirntumore wurde das Mittel 2LTNM entwickelt, auch dieses wird bis zur kompletten Remission verordnet.
- Zur Stärkung des Immunsystems bietet sich 2LEID und 2LEID-N an. Hier ist es wichtig, immer wieder die Gesamtlymphozyten zu kontrollieren und eine Therapie nur so lange weiterzuführen, wie diese unter der Norm sind.

Therapiekontrolle

Die Verlaufskontrolle bei Krebserkrankungen sollte regelmäßig in therapeutisch sinnvollen Abständen sattfinden. Es können folgende Maßnahmen ergriffen werden – diese hängen von der Krebsart ab und können nur als Richtlinie aufgeführt werden:

- Kontrolle der Tumormarker,
- Lymphozytentypisierung,
- Hämatogramm (großes Blutbild),
- bildgebende Diagnostik (Ultraschall, CT, MRI).

88 Sogenannte „high risk" Papilloma-Viren sind insbesondere HPV 16: 50 %, HPV 18: 20 %, sowie 31 und 33, aber auch 35, 39, 45, 51, 52, 56, 58, 59, 68, 73 und 82.

89 In der Praxis der Autorin werden 2LC1 und 2LC1-N blisterweise (= 10 Tage) alternierend verordnet.

16.2 Leukämien und Lymphome

Die Diagnostik unterschiedlicher Leukämien und Lymphome geschieht in der Regel anhand von Lymphozytentypisierungen, Knochenmarkspunktionen und oder Biopsien betroffener Lymphknoten bei Lymphomen.

Die wichtigsten Leukämieformen sind:

- akute myeloische Leukämie (AML),
- chronische myeloische Leukämie (CML),
- akute lymphatische Leukämie (ALL),chronische lymphatische Leukämie (CLL), gehört zu den niedrigmalignen Non-Hodgkin-Lymphomen. Falls die Leukämie von den Prolymphozyten ausgeht, spricht man wegen des deutlich aggressiveren Krankheitsverlaufes im Vergleich zur CLL von einer Prolymphozytenleukämie (PLL).
- Ebenfalls mit der CLL verwandt ist die Haarzellleukämie (HCL), bei der die Leukämie von sehr weit fortgeschrittenen Lymphozyten-Vorstufen ausgeht. Namensgebend sind die haarförmigen Zytoplasma-Fortsätze der Leukämiezellen.

Ursachen können sein:

- Radioaktivität,
- Hochspannungsleitungen,
- Rauchen,
- Viren: Die sogenannten „HTLV" (Humanes T-Zell-Leukämie-Virus) I und II stellen ein erhöhtes Risiko für das Entstehen von bestimmten Arten von Leukämien dar. Außerdem ist EBV ein möglicher Auslöser bestimmter Leukämieformen.

Mikroimmuntherapie

- Für Lymphatische Leukämien gibt man 2LCL1 für 2–3 Jahre oder bis zur vollständigen Remission, danach für weitere 2 Jahre 2LCL2.
- Bei einer myeloischen From von Leukämie verwendet man 2LCLM.
- Eine eventuelle Belastung mit EBV muss neben den Mitteln für Leukämien mit 2LEBV behandelt werden.

Lymphome

- Maligne Lymphome sind bösartige Neubildungen (Neoplasien), die durch monoklonales Wachstum von lymphatischen Zellen entstehen. Lymphatische Zellen finden sich in Lymphknoten, Tonsillen, Milz und im Knochenmark (Stammzellen).

- Die WHO-Klassifikation unterscheidet das Hodgkin-Lymphom (früher Lymphogranulomatose) und Non-Hodgkin-Lymphome. Letztere unterteilen sich in B-Zell-Lymphome und T-Zell-Lymphome.

Ursachen

Als mögliche Auslöser für Hodgkin- und Non-Hodgkin-Lymphome gelten aufgrund vieler Forschungsergebnisse das Epstein-Barr-Virus sowie Umwelteinflüsse, u. a. Glyphosat. *„26 Krebsstudien mit Menschen, die Glyphosat-Formulierungen ausgesetzt waren, fanden größtenteils keinen Zusammenhang. Neun dieser Studien untersuchten das Non-Hodgkin-Lymphom. Vier Fall-Kontroll-Studien wiesen zusammengenommen eine Verbindung zwischen dem Krebs und dem Herbizid auf – so auch zwei weitere Kontrollstudien. Die qualitativ hochstehenderen Studien berücksichtigten die zusätzliche Belastung durch andere Pflanzenschutzmittel und bestätigten den Zusammenhang trotzdem. Dieser wurde stärker, je länger die Menschen Glyphosat ausgesetzt waren. Andere Störfaktoren und Verzerrungen konnten nicht ausgeschlossen werden. Das Fazit: Beim Menschen existiert ein Zusammenhang zwischen den Glyphosat-Formulierungen und dem Non-Hodgkin-Lymphom – eine Kausalität konnte aber nur beschränkt belegt werden."* [90]

Mikroimmuntherapie

Für Hodgkin-Lymphome wird in erster Linie mit 2LEBV therapiert und 2LCL1 für 2–3 Jahre oder bis zur vollständigen Remission, danach für weitere 2 Jahre 2LCL2.

Das Non-Hodgkin-Lymphom wird mit 2LLNH1 therapiert.

Multiples Myelom (Plasmozytom) M. Kahler

Streng genommen handelt es sich beim multiplen Myelom um ein B-Zell-Non-Hodgkin-Lymphom. Das multiple Myelom ist eine krankhafte Vermehrung maligne Antikörper produzierender Plasmozyten.

90 Portier C.; Forscher für Umweltgesundheit in (In „Horizonte" Nr. 108 März 2016, Magazin des Schweizerischen Nationalfonds zur Förderung der wissenschaftlichen Forschung) http://www.snf.ch/de/fokusForschung/newsroom/Seiten/news-160325-horizonte-kontrovers-ist-glyphosat-krebserregend.aspx [abgerufen:24.4.2016]

Entsprechend dem gebildeten Antikörper werden folgende Typen unterschieden:

- IgG-Plasmozytom
- IgA-Plasmozytom
- Leichtkettenplasmozytom (Bence-Jones-Plasmozytom/Leichtkettenkrankheit)
  - κ-Ketten-Plasmozytom
  - λ-Ketten-Plasmozytom

Durch die malignen Antikörper kommt es zur Entkalzifikation im Knochen. Die ersten Anzeichen im Labor sind daher: Ein erhöhter Calcium-Wert im Serum sowie Anzeichen für eine Anämie.

Eine Aussage über den Schweregrad der Erkrankung geben:

- die Höhe des Eiweißgehaltes,
- Anzahl der Herde in den Knochen,
- die Zahl der Plasmazellen im Knochenmark,
- die Anwesenheit von Bence-Jones-Eiweiß im Urin,
- erniedrigte Werte von IgG, IgA.

Es werden folgenden Stadien unterschieden:

- Stadium I β2-Microglobulin-Wert <3.5 ; Albumin > 3.5
- Stadium II C-Wert < 3.5; Albumin <3.5 oder β2-Microglobulin 3.5–5.5
- Stadium III β2-Microglobulin-Wert >5.5

Mikroimmuntherapie

In erster Linie muss eine Beteiligung von EBV überprüft und therapiert werden.

Das Mittel zur Therapie des multiplen Myeloms ist 2LKAH, abgeleitet von Morbus Kahler. Es wird solange gegeben, bis sich die Werte normalisieren.

Zur Therapiekontrolle eignen sich vor allem :

- der Calcium-Serum-Spiegel,
- β2-Microglobulin,
- ein Protein Profil,
- Immunfixation,
- bildgebende Kontrolle der Knochenherde.

16.3 Anmerkung zur Therapie von Krebserkrankungen

In der Praxis wird oft gefragt, ob man mit Mikroimmuntherapie Krebs heilen könne. Die langjährige Erfahrung der Autorin hat gezeigt, dass es durchaus Fälle gibt, bei welchen es zu einer kompletten Heilung kommt. Dies ist meist dann der Fall, wenn die Patienten schon ganz früh mit der Therapie beginnen. Oft genügt es, Tumoren zu beseitigen und sofort mit der Mikroimmuntherapie zu beginnen. Wenn Patienten völlig austherapiert nach jahrelangen Chemotherapien zu uns kommen, stehen die Chancen eher schlecht, denn der Krebs und auch die Therapien haben schon viel Schaden angerichtet.

Wie jede andere Therapie kann auch die Mikroimmuntherapie keine Wunder erbringen. Es ist jedoch wichtig zu verstehen, dass mithilfe der Mikroimmuntherapie wertvolle Lebensqualität gewonnen werden kann. Wenn darüber entschieden werden muss, ob jemand noch 6 Monate mit eventuell sehr einschränkenden Therapien und ohne Lebensqualität leben kann oder 3 Monate mit guter Lebensqualität und der Möglichkeit, zu Hause seinen Alltag genießen zu können, so sind diese 3 Monate den 6 Monaten vorzuziehen. Entscheiden muss grundsätzlich der Patient.

Für die Therapie von Krebs braucht es nicht nur Fachkenntnisse, sondern auch eine gute ethisch vertretbare Beratung.

Wenn einer 87-jährigen Frau mit Brustkrebs mit ansonsten bester Gesundheit empfohlen wird, eine Chemotherapie mit anschließender Bestrahlung zu machen, ist dies unethisch. Es kann sein, dass sie ohne schulmedizinische Behandlung noch 2 Jahre ohne Beschwerden leben kann. Hier ist es sicherlich angezeigt, begleitend mit Mikroimmuntherapie zu behandeln.

Nachwort

Es gäbe noch so viele Krankheitsbilder, die ich hier vorstellen könnte, von der Amyotrophen Lateralsklerose (ALS) über Diabetes Typ I und II, Heuschnupfen, Psoriasis, der Vaskulitis und Hepatitis, Glomerulonephritis, Myasthenia gravis, Sarkoidose, Sjögren, und wie sie alle heißen, die autoimmunen Erkrankungen bis hin zu Zöliakie oder akutem Cytomegalovirus in der Schwangerschaft. Es gibt sehr viele verschiedene Krankheiten, kaum eine, die ich noch nicht in der Praxis gesehen hätte und für welche es kein therapeutisches Konzept geben würde.

Doch wir behandeln nicht Krankheiten oder Laborbefunde, wir behandeln Menschen.

Ich bedanke mich an dieser Stelle bei den vielen Menschen, die zu uns in die Praxis gekommen sind. Es sind Sie, die mich angetrieben haben, immer noch mehr wissen zu wollen und immer nach neuen Therapiemöglichkeiten zu suchen, nicht aufzugeben und Ihnen Hoffnung zu machen.

Dieses Buch wäre ohne sie nicht entstanden.

Danke!

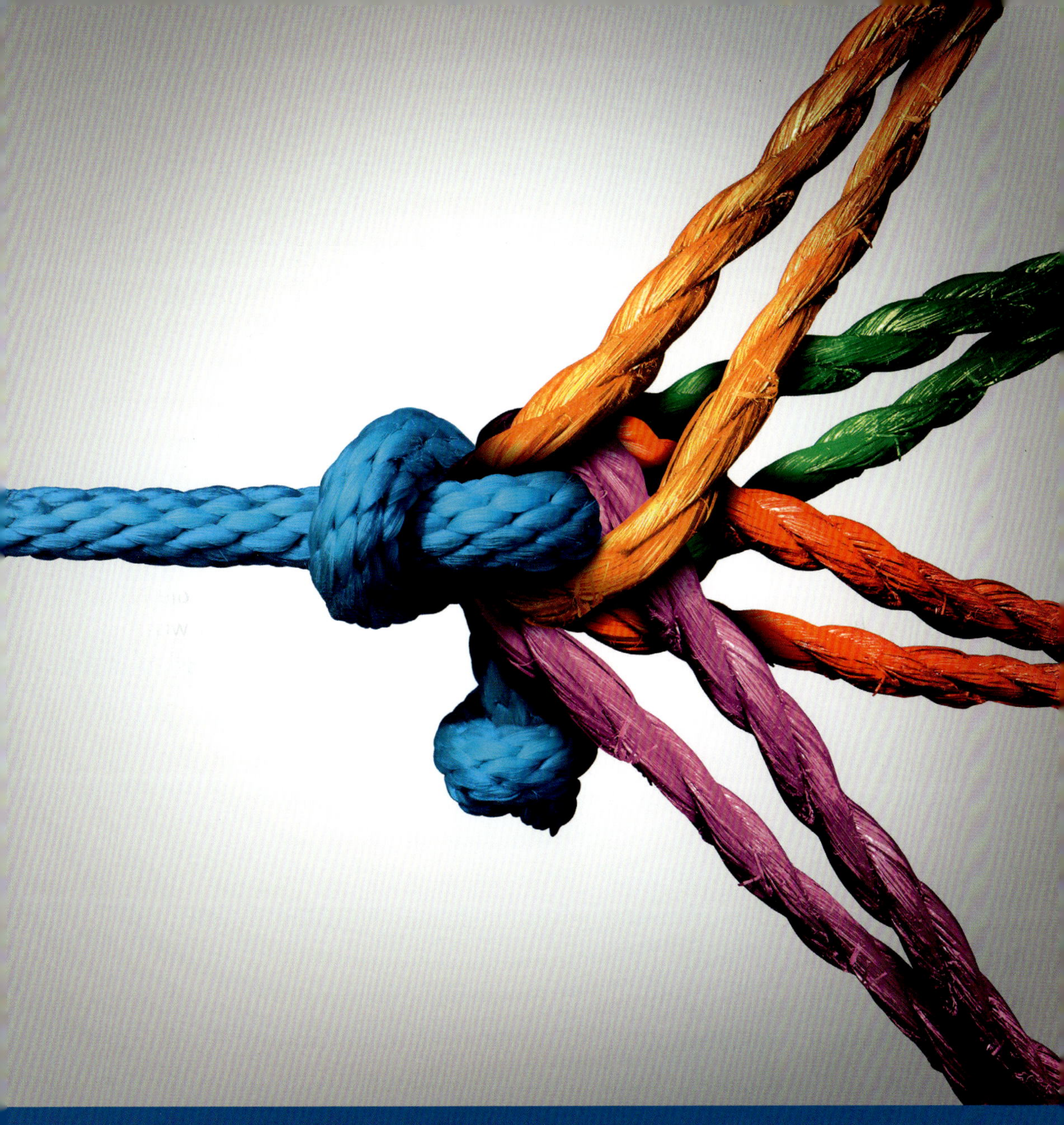

Anhang

Häufige Fragen und Antworten

Sind Laboruntersuchungen wirklich nötig?

Ja! Es geht nicht darum festzustellen, ob z. B. EBV durchgemacht wurde oder vorhanden ist, sondern man muss den Grad der Reaktivierung feststellen können. Ein Immunstatus kann durch nichts ersetzt werden.

Kinesiologische Testungen oder feinstoffliche Messungen mittels Geräten der Präparate kann zu falsch negativen Resultaten führen, denn evtl. wirkt ein Mittel „unverträglich" auf ein festgefahrenes System, indem es etwas verändern würde.

Ist Mikroimmuntherapie wirksam?

Die Wirksamkeit kann mit Laborresultaten belegt werden. Deshalb ist es wichtig, mit Serologie und Lymphozytentypisierung zu arbeiten.

Ist Mikroimmuntherapie teuer?

Die Kosten für Mikroimmuntherapie halten sich in Grenzen. Teuer sind eventuell die Laboruntersuchungen, diese müssen aber nicht häufig und oft nur zu Beginn der Behandlung gemacht werden. Viele Krankenkassen zahlen die Untersuchungen.
Im Schnitt kostet Mikroimmuntherapie ca. 200 Euro p. Monat inkl. Konsultationen (7.-/Tag). Im Vergleich dazu kostet ein Päckchen Zigaretten viel mehr, stellt aber keine Therapie dar.

Dauer

Die Mikroimmuntherapie dauert in einfachen Fällen ca. 6 Monate, bei komplexen Erkrankungen, wie z. B. MS oder schweren autoimmunen Erkrankungen kann die Therapie über Jahre gehen. Maßgebend für die Dauer sind die Befindlichkeit der Patienten oder Laborkontrollen bzw. deren Resultate.

Wieso verwendet man Verdünnungen?

Das Immunsystem und unsere Zellen verwenden für ihre Funktion physiologisch verdünnte Substanzen. Vitamin D z. B. ist in nicht messbaren Konzentrationen in den Mitochondrien vorhanden. Auch hat Rita Levy-Montalcini (siehe S. 109) bei der Entdeckung des Nerve Growth Factors (NGF) entdeckt, dass er selbst in billionenfacher Verdünnung noch wirkt.

Wo kommen die verwendeten Zytokine her?

Die Zytokine der Mikroimmuntherapie werden auf nicht pathogenen Colibakterien gezüchtet, sind somit weder tierischen noch humanen Ursprungs.

Wieso kann eine Therapie für so viele Krankheiten eingesetzt werden?

Die der Mikroimmuntherapie zugrunde liegende Theorie geht von einer erregerassoziierten Ursache sämtlicher autoimmuner Erkrankungen aus. Deshalb kann die Therapie für alle autoimmunen Erkrankungen, aber auch andere Pathologien, welche mit dem Immunstem zu tun haben, eingesetzt werden.
Darüber hinaus gibt es eine Vielzahl mikroimmuntherapeutischer Präparate, die je nach individueller Pathogenese eingesetzt werden können.

Was mache ich bei Lactose-Intoleranz?

Es ist Lactose in Kügelchen der Mikroimmuntherapie. Da diese jedoch sublingual eingenommen werden, kommt fast nichts davon bis in den Darm. Von Fall zu Fall muss entschieden werden, ob die Lactose-Unverträglichkeit genetisch oder erworben ist. Die erworbene Intoleranz, welche mit Mikroimmuntherapie behandelbar ist.

Kann man Mikroimmuntherapie präventiv einnehmen?

Gewisse Produkte, welche z. B. das Immunsystem stärken, können präventiv eingenommen werden. Auch die Produkte, welche für ältere Menschen zur Anregung der Gehirnleistung entwickelt wurden, sind durchaus präventive Mittel.
Es ist jedoch nicht möglich, sich vor Erregern (Viren, Bakterien) oder autoimmunen Erkrankungen mittels Mikroimmuntherapie zu schützen.

Literatur

- Bauer, Joachim: Das Gedächtnis des Körpers. Piper Verlag, München, 2004
- Daimler, Renate: Basics der systemischen Strukturaufstellungen. Kösel Verlag, München, 2008
- Doerr, H.W., Gerlich, W.H. (Hrsg.): Medizinische Virologie 2. Auflage; Grundlagen, Diagnostik und Therapie virologischer Krankheitsbilder, Thieme Verlag 2010
- Feinstein, D.; Eden, D.; Graig, G.: Klopf die Sorgen weg. Emotionale Befreiung durch EFT und Energetische Psychologie. Rowohlt Verlag, Reinbek, 2007
- Gallo, F.: Handbuch der Energetischen Psychotherapie. VAK Verlags GmbH, Kirchzarten, 2002
- Glady, G. und Reigh, L.: Studie über die Wirkung der spezifischen Mikroimmuntherapie bei Patienten, die an chronischen Erkrankungen in Verbindung mit dem Epstein-Barr-Virus (EBV) leiden. Erfahrungsheilkunde, Heft 5 2005, Haug Verlag.
- Hahn, H., Burchard, G.-D., Kaufmann, S.H.E., Schulz, Th.F., Suerbaum, S., (Hrsg.): Medizinische Mikrobiologie und Infektiologie. 6. Auflage. Springer Verlag, Heidelberg 2009
- Heine, H.: Lehrbuch der biologischen Medizin. Hippokrates Verlag, Stuttgart, 1991
- Hof, H., Rüdiger Dörries, R.: Duale Reihe: Medizinische Mikrobiologie. 3. Auflage. Thieme Verlag, Stuttgart 2005
- Hopf-Seidel, P.: Krank nach Zeckenstich. Borreliose erkennen und wirksam behandeln. Knaur Verlag, München, 2008
- Hugot J.P.: Crohn's disease: the cold chain hypothesis, http://dx.doi.org/10.1016/S0140-6736(03)15024-6 [abgerufen:6.5.2016]
- Janeway C.; Travers P.; Walport M.; Shlomchik M.: Immunologie. 5. Auflage, Spektrum Akademischer Verlag GmbH, Heidelberg/Berlin, 2002
- Jenaer M.: Micro-Immunothérapie. La méthode. Eigenverlag Institut 3IDI, 2002

- Jenaer M. et al.: Die Mikroimmuntherapie. 7 grundlegende Wirkungsmechanismen. Eigenverlag Institut 3IDI, 2003
- Jenaer M. et al.: La Micro-Immunothérapie au secours de la Gériatrie. Eigenverlag Institut 3IDI, 2005
- Jenaer M. et al. : Micro-Immunothérapie. Action des cytokines. Eigenverlag Institut 3IDI, 2005
- Jenaer M.: Naissance et spécificités de la Micro-Immunothérapie. Eigenverlag Institut 3IDI, 2007
- Jenaer M.: Die Bedeutung der Mikroimmuntherapie in der Onkologie. ProMed Komplementär, Heft 03, Springer Verlag, Heidelberg, 2005
- Johnson A.: Immunologie auf 70 Seiten. Thieme Verlag, Stuttgart, 2001
- Kandal E.: Auf der Suche nach dem Gedächtnis. Die Entstehung einer neuen Wissenschaft des Geistes. Deutsche Übersetzung, Pantheon Verlag, München, 2007
- Kesslering J.: Multiple Sklerose. 4. überarbeitete und erweiterte Auflage, Kohlhammer, Stuttgart; Berlin; Köln, 2004
- Knipe D. M., Howley P.M. et al. (eds.): Fields´ Virology. 4. Auflage, Philadelphia 2001.
- Levi-Montalcini R.; Calissano P.: The nerve-growth factor. Scientific American, 1979; 240(6): 68–77
- Levi-Montalcini R.: Abbi il Coraggio di Consocere. Rizzoli Verlag, Mailand, 2004
- Merkler, Doron: „Viral déjà vu" elicits organ-specific immune disease independent of reactivity to self. Journal of Clinical Investigation, 2006; 116 (5):1254–63
- Modrow S.; Falke D. ; Truyen U.: Molekulare Virologie. Eine Einführung für Biologen und Mediziner. 2. Auflage. Spektrum-Lehrbuch, Heidelberg 2002
- Pert C.: Moleküle der Gefühle. Körper, Geist und Emotionen. Deutsche Übersetzung, Rowohlt Verlag, Reinbek, 2001

- Petter B., Vladimir J. et al.: Variation in the Human Immune System Is Largely Driven by Non-Heritable Influences.

- Pischinger A.: Das System der Grundregulation. 8. erweiterte Auflage, Haug Verlag, Stuttgart, 1990

- Revillard JP.: Immunologie. 4e édition, Edition Larcier, Bruxelles, 2001

- Rose LM, Ginsburg AH, Rothstein TL, Ledbetter JA, Clark EA.: Selective loss of a subset of T helper cells in active multiple sclerosis. Proc Natl Acad Sci USA . 1985;82:7389-7393.

- Santi C., Mor C.: Die Mikroimmuntherapie als ergänzende Krebstherapie. Eine Studie mit Metastasen-Patienten. Journal of Tumor Marker Oncology, The International Academy of Tumor Marker Oncology Inc. Publishers, 2003; 18

- Sobel R., Hafler D., Castro E., Morimoto C., Weiner H. The 2H4 (CD45R) antigen is selectively decreased in multiple sclerosis lesions. J Immunol . 1988; 140:2210-2214.

- Sompayrac L.: How the immune system works. 2nd Edition, Blackwell Publishing, Oxford, UK, 2003

- Steere A.C. et al. (1990): Association of chronic Lymearthritis with HLA-DR4 and HLA-DR2 Alleles. N.Engl. J. Med. 323.

- Steere A.C. et al. (2006): Antibiotic-refractory Lyme arthritis is associated with HLA-DR molecules that bind a Borrelia burgdorferi peptide. JEM 203

- Venken K., Hellings N., Broekmans T., Hensen K, Rummens JL, Stinissen P. Natural naive CD4+CD25+CD127low regulatory T cell (Treg) development and function are disturbed in multiple sclerosis patients: recovery of memory Treg homeostasis during disease progression. J Immunology 2008 May 1;180(9):6411-20. Hasselt University, Biomedisch Onderzoeksinstituut and Transnationale Universiteit Limburg, School of Life Sciences, Diepenbeek, Belgium.

- Vester F.: Die Kunst, vernetzt zu denken. Ideen und Werkzeuge für einen neuen Umgang mit Komplexität. DVA Verlag, Stuttgart, 2000

- Vester, F.: Leitmotiv vernetztes Denken. Für einen besseren Umgang mit der Welt. Wilhelm Heyne Verlag, München, 1997

- Wang H-L et al: Prevalence of Toxoplasma infection in first-episode schizophrenia and comparison between Toxoplasma-seropositive and Toxoplasma-seronegative schizophrenia. Acta Psychiatrica Scandinavica 2006; 114: 40-48

- Waßmuth R.: Einführung in das HLA-System. Eigenverlag Laborärztliche Arbeitsgemeinschaft für Diagnostik und Rationalisierung e.V., Geesthacht, 2005

- Zinkernagel R.: On reactivity versus tolerance. Immunology and Cell Biology (2004) 82, 343–352; doi:10.1111/j.0818-9641.2004.01255.x

Über die Autorin

- Dr. phil. I Corinne I. Heitz 1956 geboren in Zürich
- 1975 Freies Gymnasium in Zürich, Matura
- 1981 Abschluss Master (lic. phil. I) der Geisteswissenschaften, Universität Zürich
- 1983 fast ein Jahr Reise per Motorrad durch Indien
- seit 1987 selbstständig in Deutschland in EDV und Konzeption, freie Mitarbeiterin für Generaldirektion der Schweizerischen Bankgesellschaft
- ab 1992 Heilpraktiker-Ausbildung
- 1995 Prüfung zur kantonal approbierten Heilpraktikerin/Naturärztin des Kantons Appenzell Ausserrhoden (CH)
- 1996 Staatliche Überprüfung zur Heilpraktikerin in Tübingen (D)
- Mai 1996–April 1997 eigene Praxis in Deutschland
- 1996–97 Ausbildung in Chiropraktik nach Dr. Ackermann, Stockholm
- seit Mai 1997 bis heute Praxis in der Schweiz in 9427 Wolfhalden
- 2000 Vorträge über komplementäre Krebstherapien, ganzheitliche Modelle in Theorie und Praxis, Cusanus Akademie, Brixen/Bressanone Italien
- 2001 Diplom in Computer-Regulations-Thermographie IMAT
- 2001 Vortrag über Brustkrebs, Cusanus Akademie, Brixen/Bressanone Italien
- 2001 Ernährungs- und Vitalstofflehre, IEG Richterswil
- 2001 Weiterbildung auf dem Gebiet der Phytotherapie, insbesondere „hormonelle Substitution", Gesundheitszentrum GmbH, D-Markdorf
- 2001–2002 Westliche Phytotherapie, HJS-Education
- 2002 Diplomlehrgang in Homotoxikologie (Homotoxikologische Gesellschaft D-Baden-Baden und Albuquerque NM USA)
- ab 2002 Lehrgänge in „Mikroimmuntherapie" (DeGeMIT/Deutsche Gesellschaft für Mikroimmuntherapie, D-Freiburg)
- 2003 eigene Kurse in Computer-Regulations-Thermographie
- ab 2006 bis 2013 Präsidentin der „Schweizerischen Vereinigung für Mikroimmuntherapie" und Kursleiterin Weiterbildung Mikroimmuntherapie (Schweiz)
- 2011 Publikation des Fachbuches „Mikroimmuntherapie, Diagnostik und Therapie immunologischer Erkrankungen", Foitzick Verlag (heute: ML-Verlag), Augsburg 2011
- 2012 Promotion, Universität Zürich philosophische Fakultät I zum Dr. phil. I mit der Dissertation „ Der Begriff der Gesundheit" (interdisziplinäre Arbeit in Philosophie und Medizin).
- 2012 Gründung eines eigenen Verlages Zwei-Wölfe Verlag GmbH
- 2015 Publikation: Die Schilddrüse, Diagnostik und alternativmedizinische Therapie von Schilddrüsenerkrankungen

- 2016 Publikation 2. Auflage Mikroimmuntherapie
- 2017 Ressortleitung und Redaktion "Gesundheit und Krankheiten" bei einem Gesundheits-Online-Portal (Das Projekt wurde aufgegeben)
- 2018 Gründung der https://Naturheilkunde-Akademie.com
- WELL-AGING, SALUTOGENESE UND MIKROIMMUNTHERAPIE
- Kolloquium der Plattform Mikroimmuntherapie
- Lochau am Bodensee – 14. bis 16. September 2018 Vortrag über Stress
- 2019 Päsenz-Seminare in Heiden AR Juli und Oktober
- Oktober 2019 Weiterbildung am BIGmed-Kongress in A-Krems
- November 2019 Vortrag „Begriff der Gesundheit" beim Salutogenese Kongress der GAMED in Wien
- Seit Januar 2020 diverse Online-Seminare bei Naturheilkunde-Akademie.com
- Diverse Fachartikel und Vorträge im Rahmen der beruflichen Tätigkeit.

Bibliographie

- Mikroimmuntherapie, Foitzick, Augsburg 2011, ISBN 978-3929338560
- Der Begriff der Gesundheit, Zwei-Wölfe Verlag, CH-Wolfhalden 2014, ISBN 978-3906279008
- Die Schilddrüse, Funktion, Erkrankungen, Diagnostik und alternativ-medizinische Therapie, Zwei-Wölfe-Verlag, CH-Wolfhalden, 2015, ISBN 978-3906279015
- Mikroimmuntherapie, 2. Auflage, Mediengruppe Oberfranken; Februar 2017), ISBN: 978-3945695005

Adressen

Anschrift der Autorin

Dr. phil. I, Corinne I. Heitz
Kronenstraße 745
CH-9427 Wolfhalden
corinneheitz.com

Ausbildungsangebot der Autorin

Die Autorin veranstaltet regelmässig Aus- und Weiterbildungen, Informationen dazu findet man auf der Webseite: Naturheilkunde-Akademie.com

Referenzlabors

In diesen Laboren werden spezifische Laboruntersuchungen wie Lymphozytentypisierungen, Proteinprofile und Serologien zur Bestimmung des Immunstatus durchgeführt:

LADR GmbH
Medizinisches Versorgungszentrum
Baden-Baden
Ansprechpartner: Dr. Schüssler
Lange Straße 65
76530 Baden-Baden
Tel.: +49 (0) 7221 2117-0
Fax: +49 (0) 7221 2117-77
www.ladr.de

Lab4more
Dipl. Biol. Wolfgang Mayer
Augustenstr. 10
80333 München
Tel. Kundenservice: +49 (0) 89 543217-0
Tel.: +49 (0) 89 5432177-89
Fax: +49 (0) 89 5432177-92
wm@immumed.de
www.lab4more-online.de

Medizinisch-Diagnostisches Labor Dr. Dostal
Dr. med. Elisabeth Dostal
Saarplatz 9
1190 Wien
Tel.: +43 (0) 1 3683448
Fax: +43 (0) 1 3691269
office@labor-dostal.at
www.labor-dostal.at

MVZ Labor Dr. Reising-Ackermann und Kollegen
Strümpellstraße 40
04289 Leipzig
Tel: +49 341 6565 - 100
Fax: +49 341 6565 - 400
E-Mail: info@labor-leipzig.de

Labor Viollier AG
Spalenring 145/147
Postfach
4002 Basel
Tel.: +41 (0) 61 4861111
Fax: +41 (0) 61 4820030
contact@viollier.ch
www.viollier.ch

Medizinische Gesellschaft für Mikroimmuntherapie

MeGeMIT – Medizinische Gesellschaft für Mikroimmuntherapie
Operngasse 17-21, 13. OG
1040 Wien
Österreich
Tel.: +43 (0) 1 93027 3040
Fax: +43 (0) 1 93027 3041
E-Mail: info@megemit.org
www.MeGeMIT.org

Bezugsquellen Mikroimmuntherapie, Einzelmittel und HLA-SMM

Apotheke zur Kaiserkrone
Mariahilfer Straße 110
A-1070 Wien
Österreich

Metatron Apotheke
Oswaldgasse 65
A-1120 Wien
Österreich

Bella Donna Apotheke
Linzer Straße 383
A-1140 Wien
Österreich

Klösterl-Apotheke
Färbergraben 12 Rgb.
80331 München
Deutschland

Hildegard-Apotheke (Pharmacie)
rue Auguste De Boeckstraat 45
1140 Brüssel
Belgien

Bezug der Präparate von Labo' Life

EU

Die Produkte von Labo'Life sind in allen Apotheken innerhalb der EU in fast allen Ländern ohne Rezept erhältlich.

Schweiz

In der Schweiz sind die Produkte nicht Swissmedic registriert und deshalb nur unter Art. 37 des Heilmittelgesetztes importier- und handelbar. Mit einem ärztlichen Rezept, können Apotheken und selbstdispensierende Ärzte bei

Galexis AG
Industriestrasse 2, Postfach, 4704 Niederbipp
Tel. +41 58 851 71 11, Fax +41 58 851 71 14

bestellen.

Heilpraktiker*Innen brauchen einen Nachweis, dass sie Medikamente in der Praxis abgeben dürfen

Patienten können in der Schweiz mit einem ärztlichen Rezept in jede Apotheke gehen.

Stichwortverzeichnis

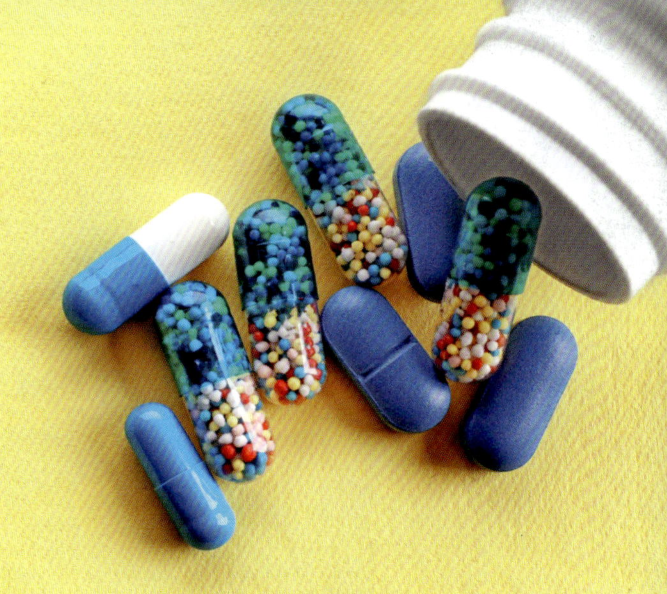

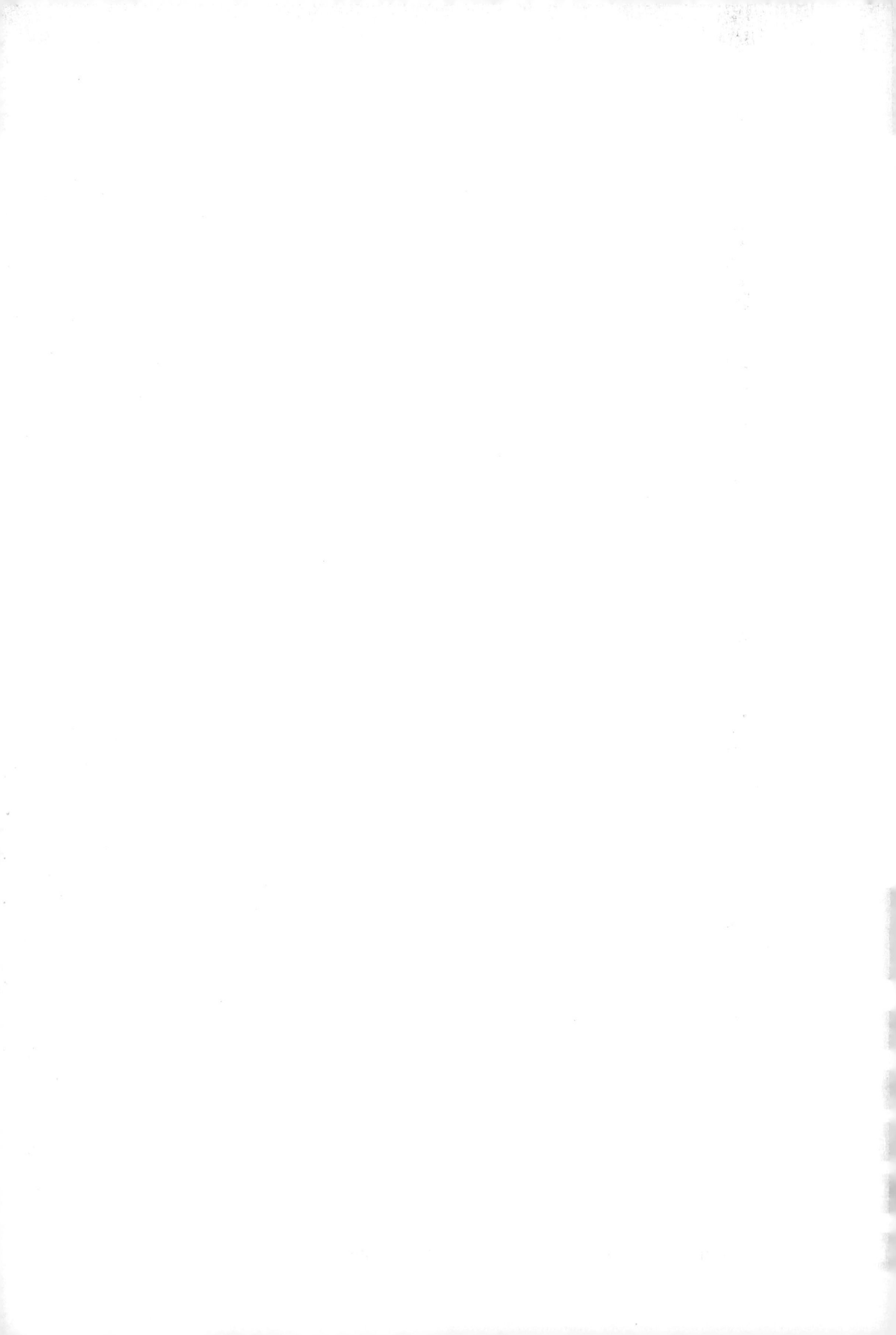